花与毛毛虫

抑郁迷茫的自我重建指南

刘晨曦 —— 著

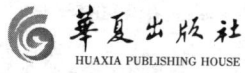

图书在版编目（CIP）数据

花与毛毛虫：抑郁迷茫的自我重建指南 / 刘晨曦著. 北京：华夏出版社有限公司，2025. -- ISBN 978-7-5222-0885-5

Ⅰ．R749.405

中国国家版本馆CIP数据核字第20254GX854号

花与毛毛虫：抑郁迷茫的自我重建指南

作　　者	刘晨曦
责任编辑	陈　迪　宁一桐
责任印制	刘　洋
封面设计	殷丽云

出版发行	华夏出版社有限公司
经　　销	新华书店
印　　装	三河市万龙印装有限公司
版　　次	2025年10月北京第1版　2025年10月北京第1次印刷
开　　本	880×1230　1/32开
印　　张	8.5
字　　数	56千字
定　　价	69.00元

华夏出版社有限公司　网址：www.hxph.com.cn　地址：北京市东直门外香河园北里4号　邮编：100028　若发现本版图书有印装质量问题，请与我社营销中心联系调换。电话：（010）64663331（转）

目录

001 萌芽
心理成长：
在恐惧的土壤里长出勇气

035 扎根
原生家庭：
重写童年叙事

085 雨露
亲密关系：
永远保持你的自我本位

137 阳光
真相世界：
行动力才是你的救世主

199 施肥
情绪流动：
别把自己困在过去的执念里

235 绽放
爱自己：
无限的耐心是世间最高级的爱

萌芽

心理成长

在恐惧的土壤里长出勇气

1.

人不如植物。戈壁荒漠有胡杨树,石头缝里有花开,土豆放在壁橱里也能发芽,而人却常常在原地叹气、打转、自我攻击。

植物为了生长,一直在寻找出路,只为了汲取任何可得的养料。

人有手有脚,却可能原地枯萎。被什么限制?是恐惧?还是观念?抑或未知?

人不如植物,不如植物那样,可以为生命作出无限努力。

2.

我们对自己和人生的了解,有太多盲区和死角,导致看不到 20% 的视野,就说"一无所有";人生走了不到 40 岁,就说"一无是处"。

如果有时间且有心,不妨放大、深入、细致地了解自己,梳理盘点人生,把遗漏的珍珠捡回来。如果没有珍珠,也能发现命运曾给出过信号,但你当时没有听清就跳过了。

变得更好不是追赶别人,而是像挖矿一样挖掘自己。

3.

如何减少内心冲突?

"指认"是一种与自我和解的方式。当你指出并看见了自己的恐惧、欲望、怀疑、畏缩、虚伪、邪恶时,这些情绪或感受就不再像房梁上的老鼠那样,时不时地出来啃噬、扰乱你。

指认,让这些弥漫的情绪和感受,变成了一个个具体的自我面相。

直视、靠近、触碰、接收,融合自然而然就发生了。

因为大大方方地照见,这些平日无法见到光的力量也将成为你的一部分。

毫不回避,直到确认所有面相的自己都是存在且真实的。

指认,即指出、相认、接收、融合。不对抗,不扭捏。

你返回世间,如此活着。

4.

恐惧越少,心灵的声音越清晰,你越知道自己要什么、能做什么、什么人是对的人。人生从心出发,焕然一新。

一点点去除生命中不必要的恐惧,是当下最重要的功课。

恐惧越少,心力越强。心力启动万有,牵引万物。

5.

"变得更好"的前提是：充分接受当下的事实。这个事实并非全然糟糕，也许还有很多没有被读取和挖掘的资源。

是的，你会发现"当下并没有那么糟，其实我拥有很多"。

这个拥有是指自己平时看不见的潜能、某种解决问题的能力、"撬动脑洞"的灵感、一个隐藏的技术、一个稀缺的品质。

6.

减少自我责备,多点自我分析。用分析替代责备,分析是了解怎么回事,责备是劈头盖脸地骂一顿。分析是科学家的身份,责备是审讯官的角色。

做自己性情的研究者、观察者、探寻者。

7.

活着本身并不费力,但要满足很多人的期待,这样活着,实在太费力。你本可以轻松,是你自己不肯轻松。

8.

你所看见的,都是内心情绪想让你看见的。如果你开始觉察、转念,调整你的情绪,你的所见也会随之改变。

终其一生,所求所见,皆是情绪的起伏。

9.

心理成长的意义,是为了不让自己眼盲、心盲地度过这一生。要睁开眼,打开心,去充分体验生命,去活着、爱着、感知着。世界本很美,只是我们被创伤和恐惧蒙蔽了双眼。

10.

晨曦，心理学上的疗愈和修心，二者的区别是什么？有人说疗愈，有人说修心，这两种说法最终的目标是否一样呢？

疗愈是对待曾经的创伤，耐心和温柔；

修心是对待自己的欲望，下探和深究。

疗愈是清理过去，修心是照见当下。

两条路，同时进行，有条不紊，最终抵达一个地方：自己的初心。

11.

人在需要能量的时候,要么向内整合,要么向外拓展。如果两条路都不走,就会在原地自我内耗,或者在关系中互相折磨。

12.

走过内心的下水道,直面内心的阴影、污浊和黑暗,对自己的这部分进行接纳、转化和整合,才能拥有足够的能量接住外界的负面反馈,包容转化,建设外界的桃花源。

负能量的接纳与转化机制,本质是先整合自己,再跳脱出来接住外界的负面影响。

"任何负面的,皆可利用。"

13.

时间早已放过了人,而人却不肯放过自己。为什么呢?

因为人会对过去某个阶段发生的事情和自己的行为贴上一个负面的标签,这个标签往往源于某种刻板的标准和价值观。这种标准不随生命的流动而调整,反而像截流一样堵塞住人的能量,让人反复回头,耿耿于怀,自我攻击。

撤下负面标签,接纳人生的所有经历,接纳曾经的自己。放过,放下,放开,让生命之流向前流淌。

14.

要拥有高能量人格,首先要学会连接愤怒。

当被别人入侵或攻击时,需要展现出自己的界限感。然而,这种界限感刚开始时可能很难把握。如果界限感太强,就会显得过于敏感,甚至暴躁;如果界限感太弱,则容易导致压抑和忍让。

多练习几次,在合理、合情的情况下,展现自己的界限感。界限感可以清晰地告诉对方:你这样不行,这样不对,你不能这么做,我不接受。

15.

有一类人，在面对困难和烦恼时，会沿着线索不断下探，深入潜意识，在内心深处完成深刻的自我照见，实现人格整合这一内在工程。然后，他们带着焕然一新的自我回到现实，迎接生活的新挑战和变化。

对于这类人来说，人生中没有所谓的痛苦，只有对下一个版本的自己的期待，那种耳目一新的感觉让他们充满动力。

16.

活在具体的恐惧里,而不是莫名的恐惧中。

什么是具体的恐惧?就是你知道自己在害怕什么,清楚地知道困难是什么,看清楚难度系数,明白难点在哪里。

什么是莫名的恐惧?就是你不知道自己在害怕什么,但是害怕得要命,然后陷入情绪中,或者逃离回避。

具体的恐惧会促使人逐步解决问题,逐级成长;而莫名的恐惧则会让人盲目奔走,徒劳消耗。

17.

真实,是意识到自己正在"扮演"。

觉察到自己多重人格面具的存在,接纳这些部分,但不要完全认同这些部分。比如,我们的子女角色、职业角色、身份角色等,意识到自己拥有许多面具、角色和身份,但不完全与这些面具合为一体,才能更好地面对和探索自我,进入另一种意义上的内在真实。

意识到自己的虚伪和"扮演",就是通向真实的开始。就像小草从不认为自己是小草,它只是存在,与自然、与万物融为一体。

小草的真实来自不执着于身份,它可以是任何事物。

18.

1. 太努力,是奴隶(强迫自己迎合外界标准,满足他人期待)。

2. 会认怂,是解脱(让生活慢下来,停下来,思考自己要什么)。

3. 从心力,是新生(按照内心的意愿,遵循自己的节奏去生活)。

19.

心理弹性,指的是凡事以"活下去""身心健康""内心舒适"为原则,去面对和适应人生不同状况,而不是以"不能输""绝不低头""不能丢脸"为原则。因为前者是生命的必要条件,而后者只是与自己较劲(可能根本无人关注)。前者体现了心理的弹性,而后者则是在硬撑。

面对无常的人生,不妨做一个 Q 弹 Q 弹的人。

20.

人看不见自己,而他看见的所有人,又都是自己。

人生,就是通过遇见不同的人和关系,照见自己的镜子,修炼自己的内心。

如果不修炼,就会反复遇见让人恼火的"镜子"。刚把这面镜子打碎,又出现另一面镜子。

修心的人,不会砸碎镜子,而是对着镜子整理自己,然后从镜子前离开。

21.

头脑中充满"应该怎么样"和各种自我标准的人,活得最累。每天都会被现实中的种种发生所愚弄,继而恼羞成怒。

如果能撤掉"应该怎么样"的思维模式,换成"就是这样"的心态,接纳度会高一些,情绪也会松软一些。面对变化的现实,人的适应能力会越来越强,生活也会自在许多。

放下"应该怎么样"的思维,是心灵解绑的开始。

22.

我不追求自律,我只选择、确认并投入我真正愿意做的事情。

我不擅长处理复杂的关系,我只与少数合得来的人相处。

我不追求优秀,我在乎舒适与自由,以及尽量不给自己和别人带来压力。

23.

允许弱,可以弱,看见弱,强才有生长的机会和空间。

无法真正变强,有两个原因:

第一,自己一直在逞强,急着证明自己强,空心太久,没有给弱留出耐心和时间,无法长出实在的核心力量;

第二,看不见自己的弱,看不见人性的弱,也看不见别人的弱,投射并塑造了太多强者去依附,奔来找去,最后一场空。

强与弱是辩证的,不是单一的。

24.

关于恐惧。

你害怕的不是具体的事情,而是这些事情带来的情绪和感觉。

你害怕的是情绪袭来并压倒你的一刹那的毁灭感。

如果你试着不躲避恐惧,而是进入这种感觉,并在感觉里停留3~10秒,等你再出来时,人生可能会有很大改变。

至少,你不会再害怕害怕本身,你会搞清楚害怕究竟是什么。

害怕什么,就进入什么,与之共处,融合。

接住恐惧,使之转化为自身能量的一部分。

25.

爱自己,是爱别人和爱世界的第一步。把自己养得健康、强壮、能量满满,如同怒放的花、高挺的树,你才对得起这个世界,才有能力对别人好。

26.

别太"珍藏"生命,该破碎就破碎,该震荡就震荡,该受伤就受伤。人生是一场单程旅途,人不需要完好无损地离开这个世界。跌跌撞撞、高低起伏,才算真正活过。

伤疤都是认真、热烈活过的勋章。

27.

不被理解的情绪,如恶鬼猛兽,横冲直撞;被理解和接纳的情绪,如成年牧羊犬。不是要与情绪较劲、对抗,而是要关爱、收服、转化情绪。

28.

"自我疗愈"的本质是走出社会、资本、商业的规训,降低工具理性和效率要求。对待自己如对待一个生命,一个婴儿、一只小海豹、一盆栀子花一样,自然养育,如实接纳,充满爱与关怀。

29.

"上帝视角""去中心化",指的是采取第三人称视角看待自己身上发生的事情,既能投入体验,感受情绪情感的流动,也能抽离旁观,看清事物的客观本质,从而更好地应对,或者选择无为而治。

这也意味着,你有两个分身:

一个更高维度的自己,在指导一个身在棋局中的自己。

30.

在自己的人生里做好主角,策划并铺陈剧情;在别人的生活里安心做配角,或者跑龙套。

别弄反了。

31.

人的主体感如何培养?

用"资源、舒适、成长"三个标准,替换"对、好、正确"。

因为追求"对、好、正确",极容易陷入他人的框架、外界的评价和表面的褒奖。

别人说你对,你真的对吗?他们说你错,你真的错吗?对方夸你好,那真的是你想要的"好"吗?这些都会让人感到迷茫和困惑。

"我获得资源了吗?""我身心舒适吗?""我得到成长了吗?"会让人一眼看清形形色色的话术陷阱。确认自己的需求,才能真正成长和获益,通往健康、富足、自信。

成为主体感明确的人,利己则利他,爱满会自溢。

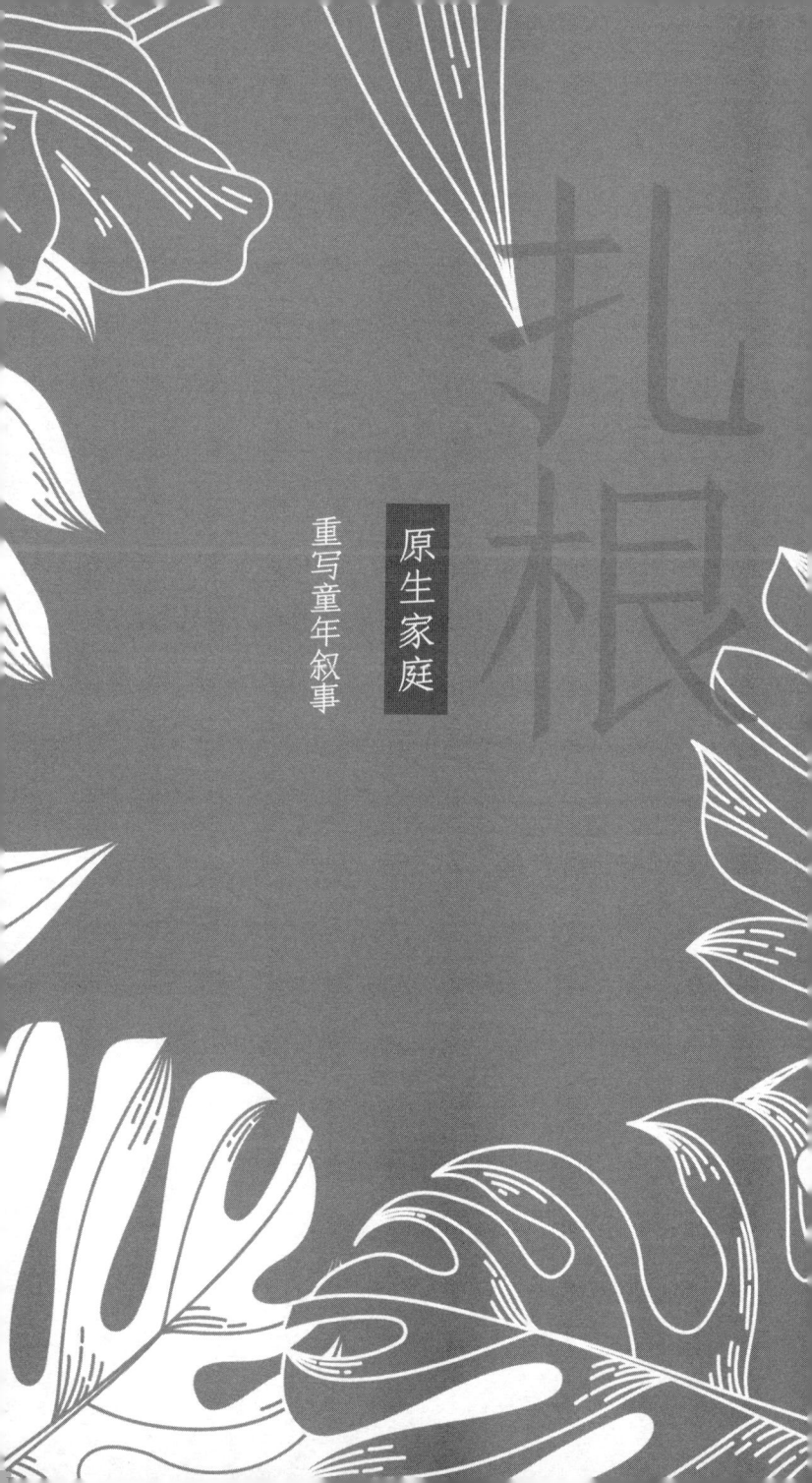

扎根

原生家庭

重写童年叙事

32.

要么认为父母是神,无所不能,说啥都对;要么认为父母是孩子,如果不管,他们就活不下去。

把父母看成正常的成年人,有七情六欲,是凡夫俗子,这就是一个人心理与认知最大的进步。

33.

原生家庭不幸福的人,很难脱离父母,因为他们内在不自信,不相信自己可以遇见好的关系,不相信自己可以被别人接纳,不相信自己可以在社会中立足生存。

于是,哪怕家里坑坑洼洼、吵吵闹闹,也要缠在一起。

原生家庭给予爱和支持较多的人,反而既可以外出结交朋友、开拓机会,又可以与父母保持清爽舒适的关系,回馈都是正向的。

越缺爱,越容易在原生家庭这个池塘里泥足深陷;越不缺爱,越敢于拥抱天空和世界。

扭转的契机可能是掌握一门技能、安顿好自

己的生活、实现经济独立。对朋友的期待不要太高,在关系中循序成长,而不要等待一段关系来拯救自己。

34.

现实中的剧情（恋情、职场、人际、金钱等）问题，往往可以在原生家庭的剧情里找到答案。这个答案可能是你解锁心理能量的开关。

越了解自己的情绪卡点，越清理自己的创伤事件，解开的自我封印就越多，能量也越充足，现实中的问题也会迎刃而解、不攻自破。

或者说，其实没有什么真正的问题，唯一的问题是：你不了解自己的生命本质，没有进入真相。你和你自己的关系变好了，其他关系也会随之变好。

35.

如何养育自己的心理能量?

很多人在童年成长中,很少听到这样的话:"你试试就好,犯错了也没关系,慢一点儿就慢一点儿,就算没有结果,只要你开心,学到东西也很好。"

在这样的养育环境里长大的孩子,乐于尝试,没有太大的心理压力,能够接受小挫败,持续成长,主动探索,并找到自己感兴趣的事情。

"你赶紧,你快点。""你可不能输,输了多丢人!""你要是错了,小心我打你!""结果成这样你还有脸回来。"

这样的孩子不敢开始,因为新手不熟练,怕

犯错。做一件事时,他们首先想到的是能不能成功,至于乐趣是什么,他们不知道,避免犯错和丢人才是最重要的。

时光无法倒流。如果你是后面这种情况的小孩,如今已经成年了,那么要经常对自己说一些积极的话,以化解内心的恐惧,走出羞辱和畏缩的状态,让心灵舒展开来,变得主动、自信,按照自己的兴趣和意愿去做事。学会接纳部分负面的反馈,慢慢调整,保持成长。

养育心理能量,重走童年的路,用一种新的声音陪伴自己。

36.

不要让小时候别人随意评价你的几句话,左右你的一生。

否定这些话,否定这些评价,你会重新焕发活力,重新开启人生。必要时,可以想象自己回到那些被极端否定的场景,直面当时说话的人。如果需要,甚至可以在心里反击几句,释放情绪。

现在的你,不再弱小无助,也不再害怕被他人抛弃。你可以想象自己回到过去,然后重新审视那些记忆,调整自己的评价体系,重塑自己的底层信念。

37.

最糟糕的原生家庭是什么样的呢?

是那些看起来"正常"的家庭吗?

是的。

在这些年处理的个案中,我发现,原生家庭中存在明显的虐待、暴力或伤害,可能反而不是最糟糕的情况。因为在这样的家庭中成长的孩子,往往能够直接怨恨这些行为,并可以果断地选择远离,毫不纠结地追寻自己的生活,再也不回头。

最糟糕的原生家庭,往往是那些表面看起来并不那么糟糕,甚至表面上看起来完整和谐,但其中的控制和伤害却是隐形的、间接的家庭。这种伤害无形而细微,却渗进人的骨髓。在语言和道德的包装下，这些行为被美化，甚至伴随着一些物质上的"甜头"，最终让孩子陷入复杂的情感：爱又爱不起来，恨又感到愧疚。生活在这样的家庭中，孩子就像慢性中毒一般，他们被迫吞下一颗又一颗裹着糖衣的"为你好"的毒药，可孩子明明又不好，凌乱又拧巴。

最深的痛苦并不是伤害本身，而是这种伤害被冠以"爱"和"道德"的名义，令受害者失去对真实情况的判断力。他们被困在感受和事实不符的混乱中，想远离却愧疚，进退两难，只能在矛盾的泥潭里挣扎。

父母给予的爱不足以让孩子健康成长，而他们造成的伤害又不足以让孩子彻底离开。童年的时光，就像一场永不停歇的阴雨，长大后的生活，则仿佛是一场无法痊愈却不至于致命的慢性炎症。孩子在这种状态下半妥协着，被裹挟着缓慢前行。

38.

你是不是自己的好父母呢？后天培养出的"好父母"要能做到以下几点：鼓励自己多尝试，即使犯错也能宽容自己；慢也不催促，全方位支持自己；悲伤无力时，学会拥抱自己；孤独时，与自己的内心对话。

最重要的是，无条件地爱自己。

39.

许多人可能至今都没有意识到:他们眼中的父母,仅仅是"父母",而且"应该"是父母。然而,父母其实也是普通人。他们也可能是无力的孩子、叛逆的少年、忙碌的打工人、无所事事的混混,甚至是困顿一生的平凡人。

敲开身份的滤镜,走出视野的盲区,我们才能明白自己为什么总是困在对父母的情绪中,期待他们的理解或改变。来来回回,止步不前。

这是因为我们从未以平视的角度看待他们,从未真正理解人生与人性的复杂,也从未愿意走出"孩子"这一人格角色。只有站起来,以成年人的态度面对复杂的现实,才能真正行走于人生的江湖。

40.

对父母抱有过高期待的人,往往是不愿意醒来的人。

他们不愿独自面对人生的荒地,不愿亲自锄地、开荒、经营、播种。相反,他们更希望直接继承别人的果园,享受现成的果实;或者,即便果园没有果子,也情愿待在树荫下等待,以至于最终错过了属于自己的果园,以及一季又一季的丰收。

41.

害怕失败,其实是害怕无力感和低价值感。而这种无力感和低价值感,可能源于早年曾遭受过的嘲笑、责罚或排挤。为了避免这种创伤再次发生,人们往往选择抗拒尝试。

他们不去尝试,是因为不愿面对失败可能带来的痛苦。

成年之后才发现,失败了就是失败了,没有结果就是没有结果。接受这个事实,事实本身不会伤害你,更不会带来毁灭感。真正让你恐惧、不敢踏出安全区、不敢尝试的,是早年的创伤。这种恐惧可能让你错过了许多可能性。

试着将现实情况和童年的遭遇区分开来,走出被情绪包裹的状态,迈出一步,试一试。你已经长大了,任何尝试都是一种体验,是充实人生的机会,即使这种体验没有结果。

42.

不是父母给了你爱,而是爱随机选择了一对父母给了你。你的童年可能因为父母不够成熟而经历一些坎坷,你的人生旅途也会面临重重考验。然而,你需要自己穿越人性和本性的迷雾,找回并确认什么是爱。

爱不是任何人给予你的东西,爱就是你存在的本身。

爱是经历蜿蜒曲折后的顿悟,原来,爱一直源于自己。

43.

有些父母较自恋,还没有发展出"接纳和认可"他人的能力。无论子女多么努力地取悦和回报他们,他们只会认为:"我得到的这一切,都是因为我的努力。"同时,他们还会教育子女说:"我不容易,我值得更好的。"

子女给予得再多,他们只会觉得"不够多"。认可他人需要走出自恋,走出内心的剧情,而这些父母的心理发展水平却仅限于自我牺牲和自我陶醉的苦情戏。

求认可的子女,一生都在追求遥不可及的爱。而他们的父母,一生都觉得自己不容易,总认为别人亏欠自己。

父母与子女,都活在各自的心理需求"幻境"里,始终敲不开彼此的心门。

44.

越努力反而越崩溃的一种人生模式:

童年极度缺爱、父母不太关注的孩子,长大后渴望得到爱和认可,于是非常努力、上进、拼搏,也取得了一定的社会成就,拥有了许多物质资源。然而,这是一种完全依靠外驱力的成功模式,也就是靠"让别人满意、认可、羡慕"驱动。

这类人最容易吸引自恋者、吸血鬼和巨婴。他们习惯用物质付出来展示自己的强大,以此换取"爱"。他们需要不断满足身边人的欲望,才能填补童年缺乏的"被认可"需求,只为换来别人一抹满意的笑容和一句"你真优秀、能干"。然后,他们继续拉磨,努力上进,奋斗不息。

这个模式的脆弱之处在于:

长期以来,他们并不尊重自己的感受,也没有发自内心的内驱力。不敢停下来,不允许自己软弱,因为害怕这些年维持的自信坠落,害怕靠资源和付出维系的关系离自己远去。

靠外力驱动的努力,等待别人认可的优秀,如同一场被迫上场的走钢丝表演,一直伴随着摇摇欲坠的恐惧,只能强撑着走下去,或者濒临崩塌的边缘。

45.

"父母爱不爱自己"这个问题为什么重要?

这并不是为了确认自己是否值得被爱,也不是为了判断父母是不是好的、对的,而是为了对"爱"进行重新理解、定义和澄清。

如果认可了父母对待自己的方式是爱,那么就会按照这个标准,寻找以类似方式对待自己的人,成年后继续重复童年的故事。

如果澄清了父母对待自己的方式并不是健康的爱,就能学会自爱,学会尊重和善待自己。

这个对爱的全新理解,会让自己找到与童年不同的关系,改变与内在自我的相处方式,进入爱的全新版本。

46.

想让人生走出童年的复刻式延续,第一步就是质疑。

也就是说,质疑那些父母曾对你说的话,这些话只是基于他们的人格和经历,并不是真理,也不是真相,仅仅是一种说法。

由此开始启动独立思考,重新定义自己,迈向自我新生。

质疑是一种必要的思维习惯。正因为质疑,人类不再是猴子,才能推动文明的进步。

47.

受害者心理也是儿童心理,找理想父母的心理。他们不断寻找、期望,然后失望;经常认为别人很坏,而自己无辜被伤害。学会降低期望,不再找爹妈,眼里皆俗人,也看见自己是俗人,就会减少很多不必要的情绪。

千言万语汇成一句话:宝宝,站起来。

48.

看清楚父母身上有"愚蠢、自私、贪婪、狡诈"的一面;

也看清楚自己身上存在这些阴暗面;

也看清楚世人身上皆有这些特质;

恭喜你,来到了真实的世界。

49.

很多父母没有给予孩子基本的尊重、爱、互动和沟通的机会,却在外面希望孩子"外向、会说话、会来事"。

这会让孩子过早形成"假体自我",培养出毫无含金量的社交噱头技巧和场面话,却不具备真正的感情与连接力。

这样的人表面温度很高,却总与人隔着点什么,能拉近任何关系,却没有一段深入的关系。

虚假的收益看起来很大,却损失了最真实的自己,也遇不见真正的关系和真正的机会。

50.

习惯自我贬损、自我谴责、自我攻击的人,被"我不配""我不好""我不行"的内在声音包围。

这就像雇了三个拳击手,没事就在家揍自己。

51.

年纪不小了还被父母困住的人,其实是自己选择了被困住,住在一个一年四季随时可以找到人抱怨、有人陪自己拉扯的舒适牢笼里。

外面确实自由,但旷野的风声也很大。所以,喊两声"我要自由",最终还是选择退回去。

了解了这一点,面对自己亲自选择的命运时,可以减少无谓的挣扎。

52.

晨曦，怎样才算"与父母和解"？

与父母和解，不是电影里抱头痛哭然后其乐融融最后一片祥和的场景。这是一种做作的要求。

和解是指：

你爱他们，也怨他们；有时候亲近，有时候疏远；你会想念某些童年片段，也会想要做独立的自己；你会想要拥抱他们，也想保持清爽的边界。你是父母的孩子，但你也是你自己。

和解，即与这些复杂感受握手言和，不追求某种形式的和谐与统一，不分别，不定义。

你不再向生命执着要个答案,也不再祈求任何人的认同与庇护。你独自站立在人间,回望过去那蜿蜒曲折、千沟万壑的经历,百感交集,却依然奔流向前,去往自己想要的未来。

你与所有情绪和想法共存,让一切真实的感受自由流淌,像夕阳下的江流,温和、稳定、豁达。你不再强求,不再屈从,也不再自欺,缓缓向海而去,这就是和解。

53.

原生家庭的课题就像人身上背着的沉重包袱。有些人包袱重得压得人走不了路,但为什么扔不下包袱呢?原因有三:

第一,包袱里还有让人留恋和惦记的某种情感利益或者现实资源;

第二,害怕面对丢下包袱后的社会谴责和道德批判;

第三,不清楚不背包袱、直起腰以后的生活是什么样子,没有包袱后,为何而活?未知、待定、茫然。

想来想去,痛苦而熟悉的包袱,还是背着吧。

54.

原生家庭不好的孩子,就像一棵长在戈壁上的苹果树。

你并不是比别人笨、比别人懒、比别人不会做人、比别人不会说话,你只是出生在一个没有鼓励和支持,反而充满恶语嘲讽的环境里。

别的苹果树有人浇水施肥,而你长在不毛之地,时不时还要遭受沙尘暴的侵袭。孤独的时候无人回应,这导致你从小畏惧当众表达,害怕与人眼神接触。

就一棵这样的苹果树,好不容易长大了,来到这个复杂多变、竞争激烈的社会,却发现自己什么都不懂、什么都不会,缺少有效的建议和指导。你却总是不放过自己,总是自我批评和自我责备。

你错过了多少雨露和阳光，你独自扛过了多少冷眼和嘲笑，却忘记了自己是一棵多么坚强的苹果树。

不比较，不自责，不催促。有生之年，请悉心养护、爱惜，灌溉施肥，让苹果树过一些有爱的日子。开花结果，那是后面的事情。

55.

原生家庭给了创伤,但也给了解药。痛苦与潜能是配套的,它们都存在于你的生命中:

1. 你不知道自己的人生是怎么回事,在执迷中抓取,在烦恼里打转,屡屡受挫;

2. 你通过学习和溯源,找到了内心的创伤,开始疗愈,但过程缓慢、迂回且孤独;

3. 经过 1 的历程和 2 的积累,你更加了解自己,打开了内在能量,获得了新资源,发掘出优势,人生被推动,有所进展。

有一句话送给大家:"给你创伤和痛苦的原生家庭和父母,其实也同样给了你资源、天赋与潜能,只是你还没有找到。当你把哭泣和怨恨倾倒出来以后,爬起来,去找神给你的大礼包,疗伤过程就会启动赋能。创伤的深处,隐藏着个人的天赋和优势。"

创伤和解药是一起给的。你要爱自己,不能放弃。与自己的身心同步,探索并打开这个秘密。

终有一天,你会感谢所有发生的事,尤其感谢那个从未放弃的自己。

56.

刚开始,你觉得自己不行;后来,你发现是父母不对;到最后,你终于明白,不是自己不行,也不是父母不对,而是这人间和命运,本就如此无常和无奈。

你收起了爱恨,只是淡淡的,内心逐渐柔软,也变得坚硬。你终于逐渐跟自己和解,与混沌世界和平相处。

去往成为自己的目的地,不再回头。

57.

你总以为自己承受的是原生家庭和父母带来的苦难。其实,那些匮乏、恐惧、愤怒、自私,不是父母给你的苦,是人类生存历史长河里绵延不绝的苦。你的祖辈、我的祖辈,都曾咀嚼过这些黑暗。只是,他们所处的时代没有互联网,也没有心理学,只能默默承受。

这句话不是故意抬高格调,而是一种大视野、大慈悲与大智慧。

怨什么呢?与其怨父母、怨家庭、怨自己为何出生,不如看到这宿命、轮回、业力。

当然,先度自己。

58.

一旦你意识到,父母人生的苦难,比如疾病、贫穷、衰老,并不是你造成的,你就能从内疚感、自责感以及总是想为父母人生买单的心理内耗中走出来。

事实是,人就算不生孩子,光棍单身,也会得病,也会衰老,也要为生计忙碌。不要把这些推给孩子,说"都是因为你",孩子会因此感到生命是一场债务,没有为自己活就开始还债。

子女需要承担养老责任,但也要摆脱"还债"的人生,卸下情感和道德的债务,才能真正有力量,过属于自己的人生。

59.

原生家庭起点低、认知低、关爱低。

"三低"家庭出来的孩子,如果幸运的话,会在二十多岁开始觉醒,用五年时间把过去接受的父母认知都更新迭代,再用五年时间逐步疗愈缺爱、自卑、敏感的状态,在三十岁左右彻底觉醒,形成自己的主体人格,确立自己的生存理念和人生目标。在三四十岁时,他会将过去懵懵懂懂混过去的日子提速,清晰地在自己亲自选的赛道里深耕,也许能在中年有不错的收获,逃离了困顿迷茫的命运。

当然,这是幸运的人。而大部分人,一辈子都在家族命运的业力里浮沉,无知无觉,直到中年时一地鸡毛,也无力改变,只能浑浑噩噩地随命运走向晚年,一生都不知道自己命运的密码锁如何打开。

60.

原生家庭会影响人的一生吗?

相信这句话的人就会一直在原生家庭的死胡同里打转,不相信这句话的人就会努力做出改变。信念决定人的行为,影响人的未来。

原生家庭只负责你命运的50%,自己后天的认知、决心、主动性承担自己命运的50%。电影的前半部剧本无法改写,你自己是后半部情节走向的编剧。

心理学诠释原生家庭的概念是为了帮助你理解自己,但不是让你陷在这里,给自己命运的不幸找一个背锅侠。

人的一生,终究需要自我负责。

61.

到底是什么样的家庭环境养育出来的人,心里才能有爱的能力?

这句话没有一个标准答案,因为每个人的家庭里面有不同的情绪、创伤和反馈模式,没有绝对理想的家庭和父母。

更重要的是,成年后,慢慢寻找自我,建立主体感,学会识别和判断什么样的人才是真正爱自己、善待自己的人,才能让自己能量充足,才会爱别人。

人间没有理想的天堂,更没有完美的原生家庭,唯有自知、自救、自爱、自足,才能学会如何去爱别人。

62.

父母如果对孩子不接纳,眼里只有孩子的缺点,从来看不到优点,时常拿你跟别的孩子做比较,这样的孩子长大成人后,往往会有完美主义倾向,凡事高要求,同时对伴侣和孩子也是评判、指责居多,不满情绪也很强烈。

自己活得累,身边人也累。他一直很努力,付出很多,但没人愿意跟他待着,伴侣逃离,孩子远离。

追溯到问题的源头,"你的父母没有接纳你,这并不代表你不好。要把那些否定的词语和评价还给父母"。

可是他内心太忠于父母,接受了这些评价,又无法消解评价带来的自卑与否定,只能将其转化为对自己和身边人的高要求,导致大家都不开心。

童年经历重新看待、重新解构、重新叙事很重要,要把消极负面词汇还给父母,从"我不够好"中解脱出来,来到"我挺好",这会让自己轻松,也让身边的人轻松。

63.

控制欲过强的父母,他们的孩子往往具有以下特征:

1. 人格贫瘠,通过盲从和顺从来避免与父母发生冲突,同时丧失了自主性与活力,难以与他人建立有意义的情感关系。

2. 前半生循规蹈矩,后半生可能突然出现"自毁"的冲动行为,或者陷入长期的"慢性抑郁"状态。

64.

许多人追求"成功"的底层心理需求是"成为被父母认可的、令父母骄傲的小孩"。"成功"的展示对象是外界的他人，同时也是头脑中的父母，而成功的标准则来自别人的定义，即父母眼中的好孩子。

一旦打破对父母身份的滤镜，放下对父母认可的执着，你会发现自己越来越不在乎别人眼中的自己是否成功。你会更在意自由、舒展，做自己喜欢的事，取悦自己。

你终于不再是一个眼巴巴求着别人夸奖的小孩了。你站了起来，不再在意别人的眼光，而是追求属于自己的自在人生。

假成功是委屈自己、讨好别人以获得好评；真成功是成为自己、发挥潜能、身心自由。

65.

拥有"等待、依赖、依靠"的想法,是因为在潜意识里没有与父母进行分离,依然把自己当作孩子,把生命中的人当作理想父母来看待。所以一直停留在等待、依赖、依靠别人的心理状态里,人生启动起来的动力不足。

一个成年人,内心依然住着一个在幼儿园等妈妈来接的小孩,心神不宁地望着大门口,无法主动安心地做点自己的事,或者直接离开幼儿园。

要多给自己提示:你已经不上幼儿园了,也没人会来接你了。行动起来,主动生活,去除幻想,面对真实。

幻想破灭之日,即自我站立之时。

66.

孩子的天性是想获得父母和老师的认可与喜爱。但是一个孩子若是出现厌学、染上网瘾甚至离家出走的行为，其中一个原因可能是他所处的环境和关系所造成的负面情绪已经到了临界点，他只能通过自毁的方式来宣泄这些情绪。

他不是故意的，他是痛苦的。除非父母愿意真正看见并理解孩子内心的痛苦，才能够真正改变孩子当下的状态。

如果父母只是认为"他就是这样""他就是懒""他太叛逆""都怪我们太宠他了"，那就再也无法搭建通往孩子内心的桥梁。父母与子女之间，可能会变得像陌生人，甚至像仇人。

自毁的孩子是痛苦的。只有当别人愿意看见并理解这份痛苦时，他才有好转的可能。

67.

有些父母情绪不稳定,时而感觉自己是爱孩子的,时而对孩子的态度非常恶劣。这是为什么呢?

因为父母内心存在两种人格。

一个是意识上的成年人,也是父母角色,能量足够、感受良好的时候,父母能保持理性、平静、温和、耐心,付出爱,对孩子好。

另一个是潜意识的儿童,而且是受伤的小孩,容易愤怒、失望、任性,希望别人看见自己,满足自己的需求,希望外界符合自己的期待,如果不是,就会歇斯底里、暴怒、失控。

因为在潜意识里的儿童人格和意识里的成人人格没有整合过,所以父母会在孩子面前呈现不稳定状态,他们自己也没有意识到是怎么回事,以为是压力大或者孩子不乖,实际上是他们潜意识里隐藏了太多来自早年的负面情绪,需要在安全的环境和关系中释放。

爱孩子的时候,他们的能量可以支持到孩子。失控的那一刻,他们的脆弱需要被孩子治愈。

68.

父母的心理能量,即孩子的成长空间。

如果父母的心理能量足够,当儿童在发展过程中出现不稳定状况的时候,父母会有耐心,允许和耐受这一阶段儿童的变化状态。儿童在一个宽敞的心理空间成长,可以试错,在变化中摸索并校正自己的行为,慢慢获得秩序、方向、主体感和主动性。

如果父母心理能量不足,当儿童在发展过程中出现不稳定的状况时,比如一次成绩下滑、一个小毛病出现,父母会立刻感到不安、着急、焦虑,马上介入和矫正,制止孩子在发展期的暂时变化。孩子受父母的焦虑影响,为了减少犯错,不敢主动尝试,按部就班,代价则是失去了内驱力和创造力。

"不着急,多尝试,慢慢来,犯错没关系,跟别人不同很正常。相信一段时间后,你就可以做到了。"父母给孩子一个这样宽广的心理成长空间非常重要。

69.

成长有一个无法跨越的步骤，就是把自己从家族的藤条上摘下来，剪断缠绕和粘连，暂时抽离出血缘关系，把自己当作一个"天地之间的生命"来看待和养育。如此，恢复"真感知"与生命力以后，再回到家族的藤蔓，回到合适的位置，汲取家族带来的养分，隔离排出的毒素。

如果没有那个剪断和抽离的中间步骤，很难真正进入最后一个阶段。

你曾经只是父母的孩子，后来你是天地宇宙的孩子，再后来，你既是父母的孩子，也是天地之间大写的人，是你自己本身。

雨露

亲密关系

永远保持你的自我本位

70.

能耐心听别人把话说完,并给予回应、肯定、认同;

感觉不对劲、不舒服的人,就避开、远离,不解释;

那么,在人际关系中,至少可以减少80%的矛盾。

71.

主动去爱别人,并不代表你的价值低。

毫不留情地拒绝,也不代表你的价值高。

价值的高低体现,不在于关系中的姿态,而在于你是否投入其中,享受生命,并创造丰盛的体验。

72.

人的心都像迷宫,幽深而蜿蜒曲折,却希望爱人能够一眼望穿,并给予自己最准确的回应。

很多时候,爱人只是爱你,并不一定完全懂你。你需要学会沟通,学会敞开自己。

73.

儿童本能地害怕被抛弃和孤立,为了被群体接纳而不得不隐忍和讨好。而成人的世界则是自主的、自由的,可以不断自由选择并建立关系。

既能够真诚主动地表达爱,又不害怕失去,是关系中最理想的心态。

74.

爱情中的沉默,我们很容易解读为"不爱",其实有可能是"爱但是恐惧,爱但是自卑,爱但是怕受伤,爱但是可能接不住,爱但是怕给不了对方幸福"。

如果定义为"不爱",就像热水浇花,会把花浇死;如果看见那颗想爱却畏缩的心,给点耐心和安定,让花慢慢生长。在合适的时节,它会绽放。

爱为什么值得?因为爱耐得住时间,爱抵达真。

75.

没有人能一直满足你的期待。

任何一个人的能量都是有限的。他除了爱自己,没有那么多能量再去完全地爱另一个人,这对人的要求太高。

而如果我们收集并分享很多爱,给予身边的很多人,大家都能源源不断地感受到爱。所以,单方面占有一个人的爱是不可能实现的,这不符合能量法则。

能量需要分享和流动,不能永远固着在二人关系中。

76.

爱是看见对方的需求,占有则是只关注自己的需求。占有是急切的,爱是耐心的。

77.

不舒服就觉察，能反抗就反抗，反抗不了就远离，远离不了就暂时忍耐。但不能认为不舒服是舒服，更不能美化不舒服、歌颂不舒服，或者给不舒服升华意义。否则，这个人就会把自己拧成麻花，人生也会变得越来越混乱缠结。

尊重感受，不给自己添麻烦。

78.

那些情感困惑较少的女人,有一个特点:她们对男性的要求是满足核心需求,其余放下期待,不苛求,减少能量消耗,去做更有意义的事情。

就像买电冰箱,不能要求它还要有空调和洗碗机的功能,认准了电冰箱的品牌和功能,买了,就好好使用。

从一开始就知道自己因为什么跟这个男人在一起,这个男人做得到的、做不到的、满足自己的哪个需求,都清楚,一早接受,不执着,不改造。

她们从不期待男性会改变,不要求对方增添别的功能,有吵架和生闷气的工夫不如自己去做点别的。但也不会因为这个男人的品质单一，就舍弃离开，试图证明自己强大，不需要男人。

成熟女性与男性相处、合作，生活中需要男性，只是用好"电冰箱"功能，也不期待这世上有三合一功能的电器。她与符合自己核心需求的男性相处，获得滋养，提升能量，其余的幸福自己创造，追求更有意义的目标。

她眼里没有神，皆为凡人。她不仰望什么，平视对方，远眺前方。

79.

最近流行一句话：爱人如养花，你越用心，花越漂亮。但目前看来，大部分人都想做花，没人想做浇水施肥的园丁。明显的供需不平衡，也许这就是很多情感问题的所在。

80.

让人感到舒服,相互成长、获得力量,且自由。你不用说什么、做什么,他会自然而然地喜欢和跟随。

不舒服、没成长、不自由,这也就是别人离开的理由。

关系的法则很简单,是人把关系想复杂、变艰难了。

81.

真正的"放下",源自勇敢进入、充分体验——看清、厌倦、离开,整个过程走完,自然结束。

一段关系的结束,不是因为恐惧而阻止或克制。

阻止会让这个进程反复持续,使你困在同一个课题中,很久都走不出来。

生命是一次次的开启和完结,不要盘旋打转。

82.

爱情就是两个人的欲望和需求同时缠绕在一起。

关键词:欲望,需求,同时。

缺一不可,特别是"同时"。

83.

如何获得真正的安全感?

在一段关系里呈现出的情绪波动,可以帮助溯源并修复童年创伤,进而生出内心力量。

关系里的拉扯、起伏、痛苦,都是在提醒你不要再向外求,不要再被控制。是时候回到你内心的小屋,修复童年阴影留下的裂痕和破损、匮乏和恐惧,然后点亮一盏暖暖的灯,让你重获安宁、平静、喜悦。

你不再急于离开自己的内心,渴求奔赴别人的爱,也不再祈求他人的庇护来带给你短暂虚幻的安全感。

你有你的小屋,屋檐给你安全感,灯光里充满爱。你可以待在你的小屋里,也可以随时出去，但你不再奔波寻觅、颠沛流离。

这才是真正的安全感。

84.

投射和链接有什么区别?

投射是先入为主——有自己的欲望、立场、目的;链接则是敞开的——不评判,无分别,能够真正看见对方。

投射:你是一株怎样的小草(高矮、胖瘦、美丑、优劣)。

链接:你是大自然的一分子(我也是一分子,和你一样,和你一起)。

人喜欢被链接,而不是被投射。无论投射是好是坏,都是对方的标签和期待,而非真实的存在感受。

85.

可以通过观察一个人如何对待别人,来了解他如何对待自己,从而看见他内心世界的模样。

86.

那个得不到、又放不下的人。

感情里得不到、放不下的人,只是一个载体。这个人只是你的某种情绪、欲望、期待或心结的寄托对象。

自恋维护,创伤疗愈,生活欲求,父母情结,人生虚无。你有这么多的欲求和期待想要解决,于是投射出去,那个人的基本特征很符合你的某些审美点和需求点,他成为一个投射的载体,让你觉得只要得到他或者重新和他在一起,你就能幸福了。

这只是一个幻象。待在这个幻象里,你可以反复咀嚼自己的深情,却看不见真实的自我和现实的人生。

走出情执，唯有看见虚妄，回归自身。看见自己拥有这么多欲求和烦恼，开始收回对外界的指望，自悟、自救、自立，然后才能展开一段健康的恋情。

87.

去爱一个人,你才能真正了解自己的创伤具体在哪个位置。爱情就像一台 X 光机,通过对方引发的焦虑、愤怒和失控,让你看见自己内在的匮乏与心性的不足。

爱情不是为了两个人圆满,而是通过彼此的照见,修成自己的圆满。

88.

情绪价值分为"成长养料""慢性毒药"。

有一种情绪价值,是满足"生命成长的需求"。即我想要行动、发展、创造,想成为更好的自己。这是营养,也是动力。

还有一种情绪价值,是满足"生命固着的需求",即我不用思考,不用行动,什么都不用做,就有人满足我。这是一种慢性成瘾。

区分一下你体验到的情绪价值分别是哪一种。

89.

没有人害你,没有人抛弃你,没有人刻意针对你。

要么是缘分尽了,各自走向不同的方向;要么是在抢饭吃的路上,推挤擦碰。

世界一直是平和、温和、中立的。

是你给自己制造了可怜和受害者的剧情。

90.

人们普遍认为，父母就是父母，伴侣就是伴侣，孩子就是孩子，这是人与人之间最大的误会，也是关系里的矛盾根源。

他们首先是他们自己，不只是父母、伴侣、子女这个身份。他们不是围绕服务、满足我们的人生而设定的角色。

他们是人，有着活生生的欲望、情感、情绪、动机和行为，他们也有自己的各种想法和人生目的。

看见这一点儿，就能看清家庭和情感关系里，大家到底为什么会失望和争吵。

越过角色，看见人性，换个更清晰的视角。

91.

一个人对别人最大的善意就是：允许别人不改变。很多时候，想要拯救和改变别人，其实是自己的一厢情愿，或者说是一种自恋。

92.

爱,是一个人在"物质充足、人格成熟、精神世界丰富"的基础上,发展出来的对他人的善意、尊重、关切与支持。

两个人热恋在一起,并不一定代表"爱";生育了一个孩子,也不一定代表会"爱"。

这就是为什么人类会在恋爱、婚姻和父母子女亲情中感到失望的原因。很多时候,这些只是本能驱动的一种行为,可能看起来像"爱",但实质上并未体现太多真正意义上的尊重、关切与支持。

更多的是两个人或者一群人因为生存本能聚在一起,欲望互相缠绕,生活彼此牵连,都带着创伤,都想要对方为自己多付出一些,更服从自己的支配,争吵、争执不休。

93.

上进心强的人,也意味着凉薄、不念旧,能及时决断与舍弃。选择伴侣的时候,要明白这一点。

94.

谈恋爱是关系相处、亲密互动、充实人生体验、让彼此成长的方式。恋爱本身不痛苦,人之所以感觉痛苦,是因为人在这件事情上验证自己的价值,获得保障和安全感。这就把恋爱搞得沉重了。

很多人认为,痛苦是因为爱对方,其实是因为把自己的价值感押在爱情上,爱情散了,价值感也碎了,这才是痛苦的根源。

95.

一个人对自己和世界的觉知改变了,同一个爱人也会变换感觉,关系会因觉知改变而改变;一个人始终活在同样的觉知里,遇见不同的爱人,最后也会回到同样的故事版本。

是什么不一样了?是自己不一样了。

96.

一个缺爱、自卑的人,很想证明自己有价值,想要获得认可和爱,因而急着出成果,做事急躁慌张,很容易坚持不了或者结果不佳,于是更加自责、自卑、自弃。绝望消沉一段时间,有点力气了,继续重复上述循环。

想要改善这个结果,要从改变缺爱开始。学会自我肯定、接纳、包容、鼓励、理解。别等着自己成功了才给自己这样的待遇,而是无论何种处境,都如此对待自己。

先给自己爱,允许自己慢慢来,去做力所能及的事,累了就去休息,不着急、不怕输、不要慌,做不到也没关系。体验尝试也是一种成长,只要一直在进步、变化就可以。

缺爱、自卑的人，把以上这段话送给自己，先爱自己，再说其他。

不是你变好了才能被爱，而是你爱自己了才能变好。

97.

爱,不是一个名词,不能"得到爱";

爱,也不是一个动词,不是"去爱""被爱";

爱,是一种状态,是与爱同在的方式;

爱,是一种生命的日常状态,是生命自带的一部分。

98.

忠诚源于丰富的爱情和成熟的人格,而不是出于贫瘠的承诺或辛苦的克制。

99.

有人生目标的人,可以同时欣赏伴侣的优点、悦纳对方的缺点,因为他有目标,正在追求理想的人生,没精力挑剔伴侣。

没有目标的人,执着于爱情的圆满,容易死磕伴侣的缺点,反复磨,试图打造理想伴侣,但可能白费力气。

爱情以外,有自己的追求,很重要。

100.

亲密关系里"被伤害",是因为你把对方置于比你高、比你强以及需要对你负责的位置。

如果你把两个人都当作成年人,你能自理、独立,安放自己的情绪,那其实没有"被伤害"一说,只是对方有了别的选择,决定去走另外一条路,这也给了你新的机会,去选择你人生新的道路和关系而已。

被伤害的本质是儿童思维、受害者思维。如果是成年人视角,这是一次生命中发生的缘分聚散,结束后的重启。

越强调被伤害、被背叛,越要面对自己骨子里"我的人生无法自理"这一信念,解决人格深处的依赖。

101.

在爱情里,不能用力。

连"放下"这两个字都是用力的、勉强的。真正的"放"是放在那里,搁置在那里,随生命往前,让人生往前,自然而然地看关系成为什么样的形式、效果或是否存在。

心是天空,情丝若云,不勉强云,任云聚散。

102.

为什么要恋爱?

因为爱情能激发人最大的能量:勇气、信任、激情、欲望。

爱情也能激发人最大的创伤:恐惧、挣扎、绝望、毁灭。

在爱与恨、佛与魔、黑与白的极端中,人看见了自己隐藏最深的一面、最大可能性的一面、最具突破性的一面。

爱,可以开启你的生命力。

103.

爱情时常波动变化,甚至会有某个瞬间让你觉得很烦,觉得对方不爱你了,或者你不爱对方了。这时就很考验你的安全感和自我调节能力。

波动其实是暂时的,过了那个劲儿,时间拉长,大家又会重新喜欢上对方。但是很多人在那个感觉没劲儿、不喜欢的时候就选择分开,把别人的冷淡和自己的厌倦放大。

所以,一个人需要自身具备安全感,同时拥有自己喜欢的、追求的事情,才能在爱情的反复变化中保持稳定性。

需要时刻记住:你值得被爱,你是可爱的。只有这样,你才能在爱情的起伏变动中享受爱情,而不被牵扯消耗,也不会草率做出决定。

104.

很多女性追求爱情的感觉：偏爱、独特、重要、无限支持和关注。这是男性一出生就在家庭里拥有的体验，他们一早就得到了，所以他们进入关系时一般不只是为了爱情，更多的是为了满足自己的生理需求、人生目标和生活愿景。

而女性可以为了被爱的感觉，忽略/忘记了自己要什么，直到爱情的幻梦破裂，才看清某些事实和真相，清醒地意识到人生还有其他更重要的内容。

我并不认为爱情不存在，但在一个经过上千年重男轻女的价值观念孵化形成的社会中，爱情早已失去了原有的属性，更像是专门为女性定制的一种观念围猎，不断渗透给她们：你看你缺什么，去找爱情（找个好男人）就好了。

从被剥夺的家庭重视和关爱,到因缺爱而投奔爱情婚姻,这形成了一个完美的概念闭环。但其中最大的缺陷是,女性应该被告知:自从一出生,你的生命本就值得,你很珍贵,你值得被爱;若你没有被好好对待,那是人类功利的劣根性所致,而不是你的错。

你并不缺乏什么,你从来就是完整而特别的。

105.

一个人不爱你了,这本身并不是伤害。真正的伤害是因为一个人不爱你而触发的"低价值感"和"被抛弃感"。

对于一个成人来说,低价值感和被抛弃感通常不会那么强烈,因为成人是独立的,有基本的自信,正处于发展之中,也不存在会被任何人真正抛弃的逻辑。

如果痛苦非常强烈,那么只有一种可能:这个成人在幼年时曾经历过被否认的低价值感和因分离带来的被抛弃感。这种创伤没有得到释怀,也没有走出当年的情境,伤口一直未愈合。

失恋和背叛引起的痛苦,是一种指引,提醒人回到早年的未愈合创伤,深入看见并修复内核。

因此，失恋是一个内在查漏补缺、人格整体升级的机会。能够利用并把握好这次机会的人，会涅槃重生。

而那些回避深入探究情绪、仅在表面进行修补、向外抓取的人，则会在爱情的剧情里不断重蹈覆辙。

106.

如何做到喜欢但不迷恋一个人?

那就是深刻意识到:自己如此喜欢对方,是因为在对方身上看到了美好生活的愿景和心中理想的人格,把自己未得到或者暂时无法实现的部分投射到了对方身上。认为与对方在一起,自己就能幸福,但这其实是幻象。真正在一起后,幻灭感往往会随之而来。

心智水平高的人,会意识到:"我喜欢他,是因为我自己想活成那样。"于是,他们会及时收回投射,专注于自我成长,发展出那一面;

而心智水平低的人,则会认为非对方不可,执着于占有,直到把自己逼疯,甚至吓跑对方。

记住,爱情的出现只是提醒自己——"我想活成那样"。对方身上的美好,是一种自我需要突破和生命渴望成长的信号,而不是让人水中捞月、追逐幻境。

我很喜欢你,但我不一定非要和你在一起。因为你的出现,已经给了我生命中宝贵的觉察,加深了对自己的了解,并让我看见了成长的可能性。

107.

失恋后的痛苦主要源于：

自我价值评判的根基受到了冲击；

需要独自一人面对人生漫长的虚无。

是的，失恋才能让人明白：

人的自我价值在于创造了怎样的一生，而不是通过爱情的选择来评判；

人终究要适应并启动一个人去建立人生意义和秩序的能力。

两个人在一起时可以互相拥抱、彼此依恋；一个人时则需要看清人生和自我的真相。

108.

两性关系是人际关系中最深刻且是主动选择的关系（父母关系是被动选择）。

从人格发展的意义上来说，恋爱的目的是"揭示、激活和整合"：揭示隐藏的自我，激活潜在的能量，整合这些到自己的意识里，让人格丰富立体、成长蜕变。人格成长变化后，人生就会有新的面貌。

那为什么有些人谈恋爱没有上述效果呢？

可能是选择了一个无法与自己产生化学反应的人，也就是没有感觉的人；

可能是发生了揭示和激活，但陷入了快乐或痛苦，没有进行觉察、理解和整合的工作,掉进了情绪的陷阱,错过了爱情带来的成长礼物。

爱,是为了发现自我和促进人格成长。

109.

判断关系的标准不是依据亲疏远近,而是看自己的感受如何、自己是否有成长、是否变得更健康自信。

这个标准说来简单,但在生活中的实际应用主要体现在两点:

首先,每当遇到一个人,都要仔细觉察自己的身体变化、情绪的细微差别和内在能量的波动。你会越来越清楚地分辨出那些让你感到很不舒服、很别扭的人,以及那些让你感到舒展、放松、心情美好起来的人;

其次,进入一段关系并交往一段时间后,评估一下自己的睡眠、饮食健康状况,身体是否有异常症状,做事是否变得更主动、更专注,学习是否更有效率,是否更接近理想的目标,或者是否已经实现了一些小目标。

用这两点去评估、甄选关系,你会像植物找到沃土和阳光一样,不断成长,越来越对自己满意。

110.

在两性关系里,记得"随手给"原则。

什么意思呢?就是不管你为对方做什么、送对方什么,都要体现出一种"这个付出对我来说很轻松,希望你开心"的感觉。这样,对方不仅收到了你的馈赠,而且会预估到你的潜力——即你本身拥有的更多,才能如此轻松。与你在一起的未来利好是显而易见的。

千万不要在付出的时候表现出"这是我千辛万苦为你做的""这是我的所有""这是我专门努力为你准备的"。这些信号表明你拥有的很少,潜力不足,你的付出都非常不容易。这样既给对方带来心理负担,又让对方感觉到与你在一起的未来利好相当微弱,甚至会很辛苦。

不管付出什么,看起来是"随手一给",才是关系中的正确姿态。

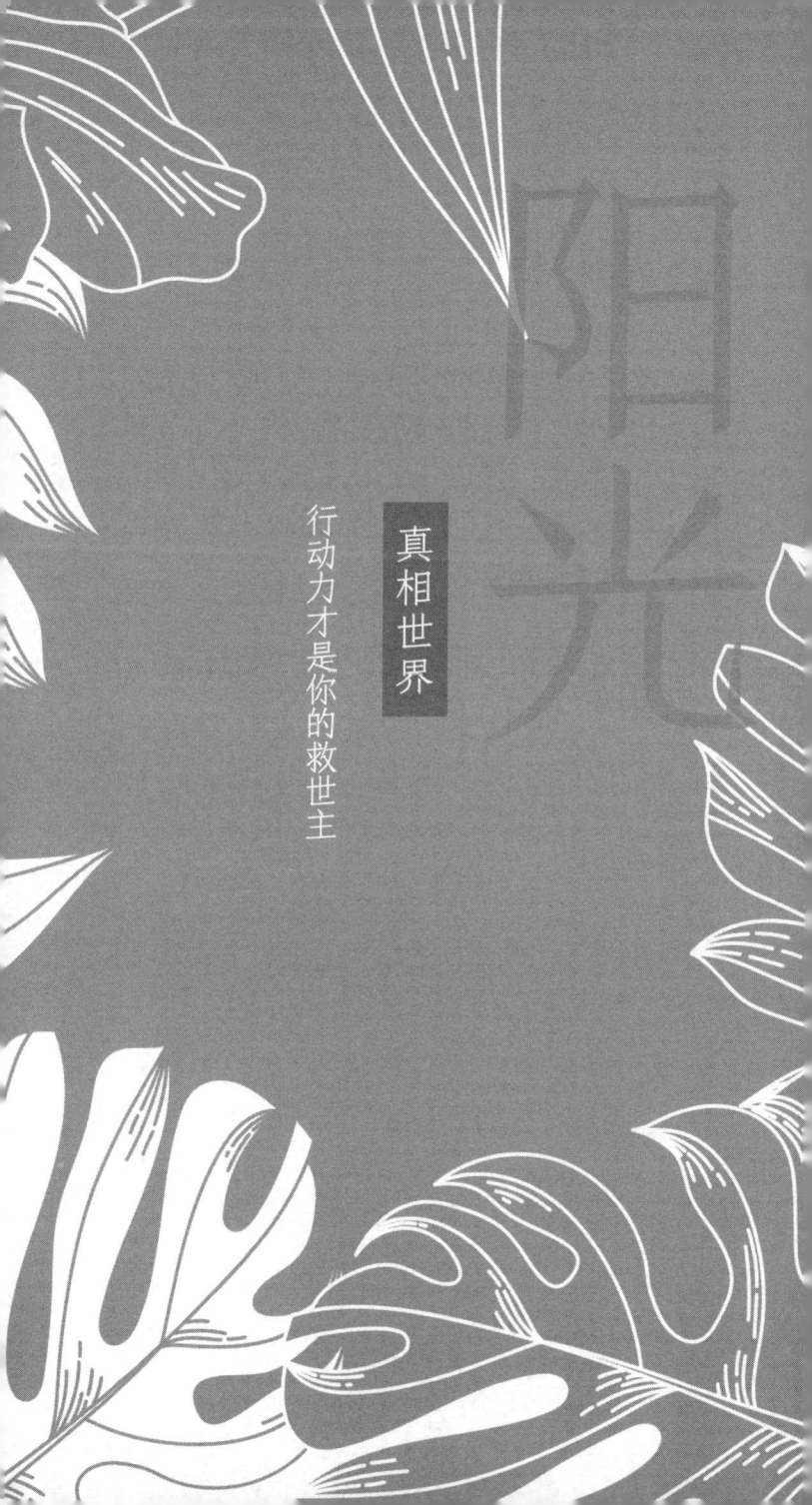

阳光

真相世界

行动力才是你的救世主

111.

改变人生,需要沉下心学一项技能,跨过某个门槛,获得某种从业资质。然而,由于孤独、缺爱、不相信自己或无法独处,心总是浮着,坚持不了学习,无法拓宽人生,又陷入情绪泥沼或者外求他人。

沉下心做好一件事,是人生混沌阶段需要跨越的一大障碍。

112.

人生的每个阶段都有其任务和功课,包括爱情和赚钱。

赚钱是因为人必须在红尘俗世和烟火气中历练,这样才能真正体验人性的真相、利益的本质,从而对"人"有全方位的理解;

爱情则是为了看清自己,看清自己成长的原生家庭,洞察内心深处的欲念、痴念和执念,从而对"命"有更全面的认识。

人不可能绕过赚钱和情缘,直接实现顿悟与自由。这样的顿悟经不起推敲,也是毫无根据、虚无缥缈的。

钱和情是通往自我最艰险幽深的河流,这样的探险是有意义的。

在人间修行自我,做好自己该做的功课,包括金钱和爱情。但记得,你的人生不只是这些追求,你要通过这些经历获得更高的认知,通往一个多面丰富、成熟深刻的自我,去揭开生命的秘密。

113.

很多人认为,人生最大的烦恼是没钱,其实这是本末倒置了,是没有找到自己喜欢的事,也没有找到与自己志同道合且互相喜欢的人。

因为没有喜欢的事,做着自己不想做的工作,内心有很大的压力和匮乏感,需要购物,需要很多物质,消费完毕后,暂时得到缓解,但又不得不继续做自己不喜欢的事。

因为没有自己喜欢的、同频的人,所以内心感到空虚,需要花钱购物,或者认为只有努力赚钱、变得优秀才能拥有好的爱情。这类人内心其实是自卑且脆弱的,也容易迷失在对"优秀"的攀比之中。

很多人被绑在这样一种"没钱,必须赚到钱才会有好的人生"的倒错逻辑之中。

114.

一个低自尊、没有自我认同感的人,无论获得和拥有什么,都会把得来的这一切拿去兑换成用以证明自身价值的商品,或者拱手相让给一个他认为有权利评判和认可他价值的组织或个人。

如果努力只是为了尊严和价值,其实不是价值高低的问题,而是高看外界、弱化自己的心理在作祟。

你的努力,只是为了自己的身心幸福,仅此而已。

不用兑换,不用证明,只为自己变得越来越自由、自洽,身心健康,走在成长的道路上。

115.

贫穷只是物质的匮乏,真正伤人的是羞耻感和无能感。

从社会比较链条里醒悟挣脱后,也可以不被这种感受所伤害。因为羞耻感和无能感不是必然与穷关联,是人默认社会评价的结果。你可以不默认,拒绝这两个标签。

你只是穷,只能买的东西有限,仅此而已。后面附加的感觉并不是必然属于你的。

只要你不认同,就没有什么能让你感觉羞耻或无能。你可以拥有更高层面的自由。

116.

人爱钱,其实爱的是流动的感觉,是欲望顺畅的感觉。

流动感。钱就是支持这种感觉的,比如想要就能得到,想做就能做,想主动选择就能主动选择。

钱可以让生命的速度保持快速流转,不停滞、不卡顿,并且让好的物质能量进入生命。

这就是金钱能量的意义。

117.

能量→目标→行动

要根据自己当下的能量状态去制定目标,然后再展开行动,不要反过来。如果能量不足,又挑战大目标,行动跟不上,就会造成更大的心力消耗。

所以先看自己处于什么状态,再决定往哪个方向去,然后决定每天做什么、做多少。

能量、目标、行动,按照这个顺序来。

118.

不要相信身边没事挑你毛病、教育你的人，因为在这个社会上，真正有远见、能给你指出核心问题、有资格教育你的人，都要花钱，或者花钱也没用，这样的人轻易不会开口。

别再为身边人的指责耗能，有这精力去创造价值，以换更有价值的建议。

贵人语迟，吉人少言。

如果没有贵人和吉人，就少听身边的闲言碎语。

119.

人长大独立,自己赚钱以后,可以:

浪费自己的时间;

给自己买喜欢的东西;

尽量不看人脸色,不求谁的认可。如果偶尔为了收入不得不这样,也要明白这只是暂时的,内心要保持清醒。

长大以后,要学会享受成年后的自由和主权,在自己的生活里做主人,不再战战兢兢、如履薄冰。

120.

心力(心理能量)如何获得?

专注于做自己喜欢的事情;

选择那些对自己和他人生存发展有益的事情;

保持好奇心和求知欲。

121.

恐惧让人思维狭窄，趋向安全模式。而这个赛道因为显而易见的安全，聚集了许多同样恐惧的人。由于人多，竞争变得激烈，反而增加了几重恐惧。

哪怕位置升上去，获得更多权力，也可能陷入一种害怕滑落、需要不断发力的循环游戏中。

走出恐惧最好的方法，是扩展思维的广度，走出一条属于自己的路，或者选择少有人走的路。

路好走，不是因为你比别人强，而是因为你的想法比别人新。

122.

所有的急切,都是源于对人生自有安排的不信任,对命运的安妥周全的不信任,无法连接过程中的美好,总是想马上介入、干预、催熟、完结。

太急的人,需要学会信任,需要学会体味每一寸光阴,感受每一步微小进程的美好。

生命的美,在于慢慢品味。

123.

很多人慢不下来,所以总是感觉能量不足。能慢下来,让生命的能量跟上自己的脚步与行动的人,未来会走得更稳健、更持续、更轻盈。

124.

钱与爱是一道题。若没有看见需求、没有尊重市场、没有理解他人的能力,人怎么可能无爱却赚到钱呢?打开吧,打开自己,打开人心。

钱与爱,是同一股能量。

125.

一个人如果能够做到对自己有要求,对身边的人不控制,就既能聚焦、做好自己的事,有效提升自身价值,又能自带松弛感,尊重别人,让身边的人感到自由。

事业有为,关系无为,生命能量没有分散和浪费,从而实现了最优化分配。

126.

逻辑、感受、直觉,是人的三个导航。

道理、规矩、"大家都这样",是人的三道枷锁。

127.

别人怎么夸你、赞美你,你不当回事,只关注能否得到你真正想要的东西。

别人把你骂成筛子,你也毫无波澜,甚至还能多吃一碗大米饭,吃完睡得饱饱的。

对夸夸和骂骂,都心理免疫,后面人生就简单了,你能看见自己,清楚地面对自己的本质需求。

是的,你需要的是有趣的、有价值的、对你真正有利的东西。

128.

人的能量摄取和提升状况不同，不是因为生活环境的差异，而是源于内心打开的程度。

当心足够敞开，感觉足够精微时，一朵花、一株草、一滴露珠都是能量来源。

心打开程度不高，狭窄偏执，拘系在一处，就必须得到一个人全部的爱，或者极强烈的成就快感才能补给能量。

能量不足的时候，把心打开，把封闭、限制的栅栏拆除，让阳光照进每一个被遮蔽的角落。

只有当心宽敞而干净，能量才有空间进入、融合并伸展。

156.

自我疗愈以后,人际关系会改善。那么,这是如何做到的呢?

如果童年创伤被自己看见并疗愈,就接通了内在爱的管道。便可以承接一些外界的负反馈和无回应,理解这一般是人们的创伤防御模式,可以慢慢越过他们的防御,抵达他们柔软的内心世界,给予他们内心最渴望的看见、理解和满足。这样,人际关系便能在毫不费力中变得顺畅、有温度。

当你养好了自己的伤,也懂得了别人的伤,便能看见那些硬邦邦、冷冰冰的外表背后的灵魂——可爱却胆小脆弱。没关系,爱可以治愈、融化、连通、流动。

157.

遥远的救世主

有些人不相信自己有能力,不在自己身上发力,却对生命中遇见的人抱有过高期待。可曾想失望落空、怨恨丛生,导致人际关系紧张,陷入负面情绪,对身边人不满,对自己也不满。

所有好的开始都源于这一点儿:不高估生命中出现的每一个人,以平常心与之相处和合作,戒掉"救世主思维",自己行动起来,就是自救、自立、自爱。

人生真正的救世主,是自己的行动力。

158.

是什么限制了人的创造力？是两个圈，一个是生存安全圈，一个是人际安全圈。

当人一直关注自己是否有足够的生存保障、生活是否会面临威胁时，他的思维和注意力就会变得狭窄和局促，总是担心没有钱花，一直在生存安全圈里周而复始地为物质资源忙碌；

当人对别人怎么看待自己、是否喜欢自己充满不确定和焦虑时，不确定自己的语言行为是否被欢迎或被厌恶，他会经常琢磨、反复推敲、反复咀嚼自己的一言一行给别人留下了什么印象。这就是在关系中缺乏安全感的体现。他会一直被局限在人际安全圈里，围绕"我是否被接纳和喜欢"而内耗和外求。

这两个圈会限制一个人对自身内在的聚焦和探索，使人不敢大胆发挥和表达。蜷缩在这两个圈里的人，创造力有限，浪费了大量能量在生存和关系议题上，从而错过了自我成长和实现的机会。

踏出这两个圈，才能打开思维，成为真正的自己。

159.

人际关系中简单却实用的三个小技巧:

1. 找到别人具体的优点然后说出来,发自内心地赞美别人;

2. 跟人说话时不要看手机,不要心不在焉。保持倾听,少打断,听完后用自己的语言重复一下对方的意思,并问"是这样吗?";

3. 别人痛苦或烦恼时,不要说"要乐观、正能量",而是说:"怎么了,还好吗?我陪着你,咱们聊一聊。"

160.

如果你想如同孩子一般纯粹地生活,你需要拥有一项过硬的生存本领或技能,或者发现并发挥你的天赋,做到自力更生,创造财富,符合市场需求,并在社会分工中游刃有余。

这样,你才能保持童心。童心的外部,需要有一个硬技能或天赋作为支撑。

161.

如果只追求利益而不尊重自己的感受,人就会活成一台赚钱的机器,变得市侩庸俗。

如果只追求感觉而不追求利益,人可能会变得落魄潦倒,虚无缥缈。

只有将感觉与利益两条线并轨,既尊重自己也尊重金钱,才能情感充盈,物质与精神皆得丰盛。

金钱与感受不冲突的谋生之道,是一个人此生最需要探索的课题,也是最值得体验的过程。

162.

钱作为符号,代表着尊重、自由和快乐的生活。

一个不被身边人尊重、自由受限、乐趣匮乏的人,可能会认为钱是唯一的出路。

而对于一个挣脱观念束缚、远离负能量、自我尊重、主动创造快乐的人来说,钱固然重要,但并不是唯一的解药。

有时候,人需要关系的断舍离,尊重感受,允许情绪,自己找乐子,赚取必要的钱。挣钱,爱钱,但再也不是钱的奴隶,等待被救赎的那一天。

不陷入赚钱的囚徒困境,站在一个开阔的视角,审视、思考,回归本质——尊重、自由和快乐，到底从何而来。

人不一定需要拥有很多钱才能配得上快乐。心灵先脱困，精神枷锁打开，不再戴着镣铐等待。

163.

什么时候你会成为善于赚钱的人?

你总能第一眼看到人性的弱点和欲求,然后找到切入对方需求的机会,或者发现与对方合作的可能,或者及时撤离以避开风险。

如果第一眼看到的是对方的强大、美好,开始想入非非甚至想要托付自己,那么,你还是继续做梦吧,梦里什么都有。

让人性的种种特质成为你的财富,而不是你的依赖。

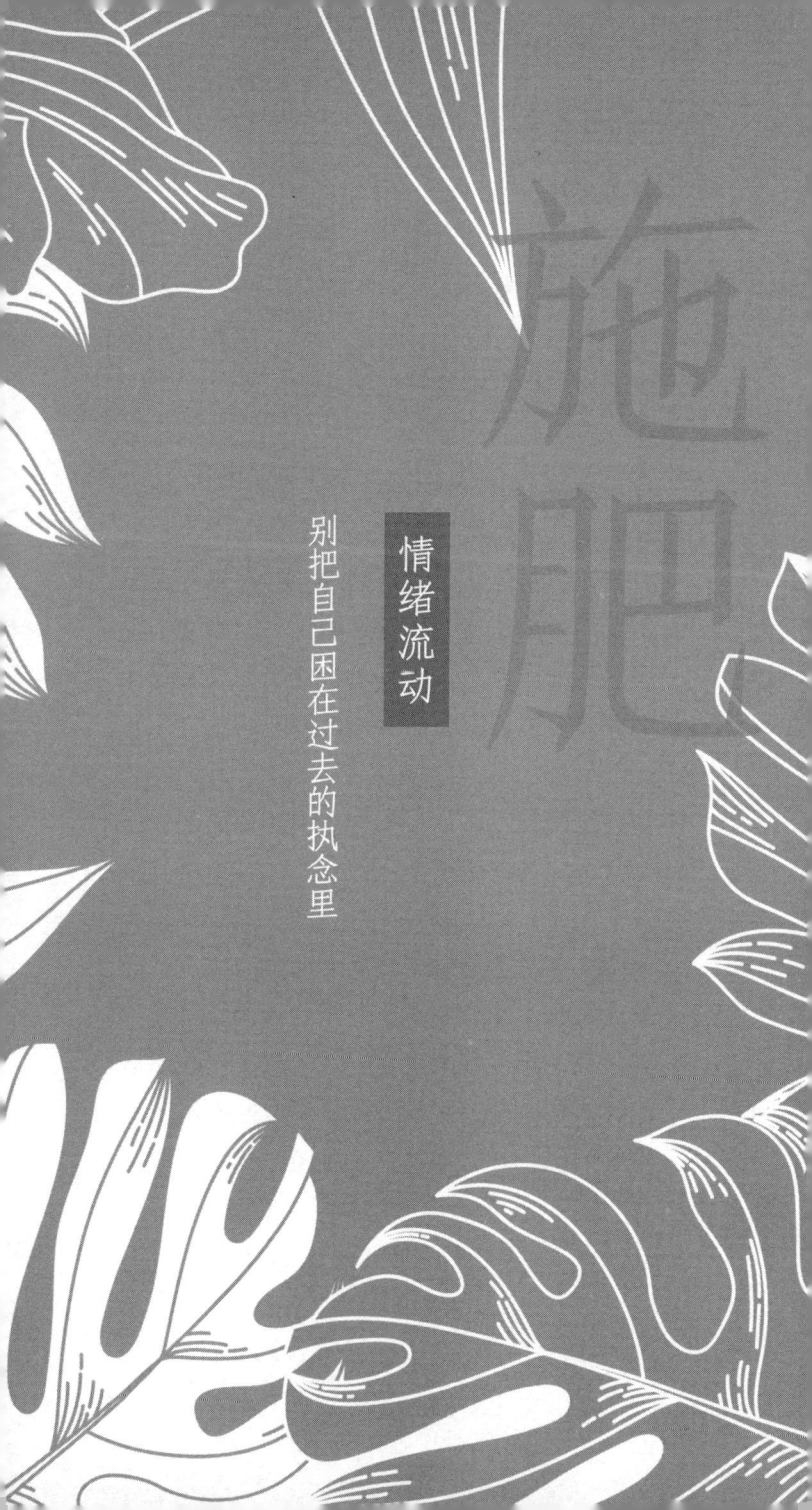

施肥

情绪流动

别把自己困在过去的执念里

164.

换个方式理解情绪：情绪背后是逻辑。

每个人都自带一套自己的想法、理念和逻辑，作为运行程序在世间行走生活。这套逻辑程序如果运转得良好顺遂，并得到外界的正反馈，情绪就会稳定且愉悦。但当这个程序遇到外界压力走不动、卡住了，或者有什么擦碰，情绪就会被激烈地燃起。

情绪是因为不顺、受阻、逻辑冲突而起。那为什么稳定情绪很难呢？

因为人本质上是靠着自己一套成形的逻辑活着，很难主动改变这个逻辑，因为它可能运转了几十年，承载了自己大半辈子，与命运已经凝结融合，不分彼此，所以宁愿不断被情绪侵扰，苦苦挣扎，跟跟跄跄，也不愿进入逻辑的深处去修改。

那些从根本上能超越和突破过去的人，就是很勇敢地在情绪冲击中去耐受，进入逻辑，解锁程序的 bug，去优化自己的一些信念，使得这套系统不断升级，越来越兼容这个世界，运转越来越流畅。

穿越情绪，看见逻辑，修改信念。

165.

要敏锐地感受你的生命状态,你才能对周边事物和人有所辨别和区分,选择和拒绝,成长和蜕变;

当你对自己的状态、对情绪和感受麻木粗钝时,生命就会不加选择地进入熵增、紊乱、混沌、烦躁。

敏锐地嗅闻和选择,才能让生命如草叶般清脆,氧气盈润,向阳生长。

166.

直面痛苦,就像独自穿越暴风雪。

穿越暴风雪之后,生活还是一样,但你已经不一样了。面对日常的烦恼和情绪波动,你的耐受力、平衡技巧以及心态已经完全脱胎换骨。

所以,人越能直面根本的痛苦、修复内在的创伤,人生就越容易重启,迎来新生。

167.

之所以情绪稳定,除了拥有疗愈自己的经验和足够爱自己,还有一个更重要的原因——目标感。目标清晰、具体且坚定,对于与目标无关的信息干扰,可以做到屏蔽和无视,轻松跨越。

心湖深且宽,投下一颗小石子,涟漪轻轻抚平。

168.

觉察情绪、看见情绪、安抚情绪、融解情绪。如此练习，成为习惯。恭喜你，心灵的空间就这样一点点延展、拓宽。看似缓慢，实则通向真正的力量。

169.

当人们谈论事情的时候,其实是在谈论各自的情绪。当人们奋斗上进的时候,其实是在满足某种情绪。当人们对立争执或者相爱合作的时候,也同样是因为情绪。

如果你能透过万千事物和人类语言行为的表面,感知到更深层的情绪,你就开始洞悉并把握这个世界无形能量的流动规律,真正进入一条隐线去思考和处理人生中的各种复杂问题。

170.

情绪自由的终极目标,不是对指责无动于衷,而是能够从夸赞中抽离,觉察自己积极情绪和消极情绪的触发事件,再检视自己真正的意愿与目标,为后者而活,而不是活在他人言语带来的忽喜忽悲之中。

骂我,我不怒,因为那应该是你内心的负能量。

夸我,我无感,因为那可能是你的欲望和喜好。

情绪自由,就是每一天去塑造自己本身,促成未来发生,替代在言语纷纷里找自己、在混混沌沌里求认可。

171.

人们的正面情绪主要围绕"我值得被爱、我有价值、我有能力"的外界正反馈。

人们的负面情绪则源于"我不值得被爱、我没有价值、我没有能力"的外界负反馈。

也就是说,终其一生,我们看似是在与事情和人打交道,其实是在与不同反馈带来的自我评价打交道。

情绪都跟"我是个怎样的人"有关。

172.

补充心理能量最好的三个方法是:

第一,与理解自己的人相处一会儿,让你的心事、情绪和烦恼自然流露,得到缓解和疏通。

第二,与动物、植物、花草、树木在一起,静静地感知它们生存的智慧和活着的随性之美。

第三,独自通过音乐、文字或运动的形式书写、表达情绪,或者让情绪自然释放出来。

173.

状态良好、情绪稳定、能量充沛的人都很懂得"养自己"。

他们凭借直觉、感受和经验,会精心筛选进入自己生活的食物、人、关系、活动。他们不会不加选择地就去见一个人,或者不加选择地就链接什么。

他们随时觉知着这周围发生的一切,筛选进入他们生命之流的美好事物,以及及时屏蔽和阻挡负面影响,这已经成为一种自动反应和生活习惯。

这种有选择的自我养育和自我珍重,是高能量的基础保障。

174.

敏感易怒，总是为一些小事而争吵，不好相处，看起来是一个人脾气不好，实际上是因为他的内在真实自我无法表达。他无法做自己，攻击性和生命力总是需要找一些小的苗头去释放。

当一个人如实生活、做真正的自己时，你会发现很多小事不再引起他的注意，他也不再敏感易怒。他关注自我，专注地做自己，并为了热爱和愿景而活。

脾气和情绪，是因为自我运行在轨道之外，无法安定，远离真实，只能在宇宙中横冲直撞。

175.

负面情绪不仅仅是情绪,还是许多没有疏通的心结,是许多放不下的过去,是许多深埋的创伤,是数不清的自我攻击和对这个世界的负向信念。

所以,清理负面情绪是一个需要系统、深入、长期改变的过程,而不仅仅是控制一下、静一下或者缓一缓。实际上,我们需要开启一场非常彻底的心灵大扫除。

清理之后,人生宛如重启,焕然一新。

176.

情绪太多怎么办?

第一,学会记录情绪。记录情绪发生的诱因事件,挖掘出情绪背后的想法,看见想法背后的早年回忆,并进行安抚和疗愈。

第二,当某些情绪出现时,你可以凝神观察它,不必急于"怎么办",让它慢慢弥散。

第三,生活中还是要有一个聚焦的目标。

177.

感受是第一信号。因此,很多植物和动物并没有情绪,只有感受。它们感受喜恶与安危,然后随即做出生存判断,这是自然赋予的本能。

与外界接触时,感受是第一信号。如果能够遵从感受的提示做出选择和判断,保持从心而活的状态,就会较少出现剧烈而糟糕的情绪。

负面情绪是长期以来感受没有被尊重的"第二信号"。从心而活,就是尊重感受。

178.

情绪的流动,就是对自己的喜怒哀乐、厌恶与喜欢、舒服与不舒服的感觉保持敏锐,允许其顺畅表达和抒发。

情绪隔离,就是指认不出来自己的情绪,感觉都差不多,没有明显喜怒哀乐,也没有什么活力。

179.

情绪压抑,是指孩子从小发现在家庭内不适合也不被允许表达真实情绪,所以选择把自己的情绪包裹起来。长期如此,久而久之,内在堵塞,身心憋闷,生命压抑,容易疲惫。

家长认为孩子懒,不爱动,不爱说话,实际上是孩子没办法在家里真实表达自己,他一直套个壳子在扮演角色。家长只见壳,不见壳里的人。

套着壳的人,行动力和生命力就会明显迟滞和无力。

180.

被理解,意味着情绪和感受流通了,人的负面情绪不淤堵,散出去了。像一个被污染的水池,有一个活泉注入进来,它就会慢慢清洁,这就是"理解"的意义和价值。

被理解,让生命如泉水般流淌。

181.

如果有大量负面情绪在人的身心里面堵塞,人就会感到沉重,精气神下坠,感觉没有力气,什么都不想动,也对未来没有思路。

首先需要把过往积累的那些情绪清理、释放出来,人才会清爽,有精力,也会对自己的人生有想法,逐渐找到目标。

看起来是迷茫和疲惫,其实是情绪的长期淤积,需要疏通。

182.

情绪流动的生活,指的是已经发生了就让它发生,不管做得怎么样,都放下,要么自己梳理、分析、获得经验,要么有人陪伴把情绪释放干净,然后继续前行。

在每一刻的当下,品味当下给自己的体验,然后心里有未来,且对未来满怀憧憬,这就是在流动情绪中的生活状态。

不流动就是指对发生的耿耿于怀,被情绪困在了过去,所有当下的体验都掺杂着对过去的悔恨、计较和抱怨,无法认真体会现在,也没精力和能量再去畅想、计划未来。

一个像溪水叮咚往前,一个越来越淤堵困顿。

183.

如何在激烈情绪中成长起来?

防御模式太强的人有心理边界,但这个边界范围大而坚固,且应激反应强,不可控,很容易被诱发情绪剧烈波动。

在自我了解、关爱中,防御模式慢慢溶解后,才会生长出新的肌肤,逐步看见事实,而非直接应激,也就是建立真正保证自己现实生存发展、人生幸福的心理边界。

而边界建立到一定程度之后,你会发现边界也不是持久稳定的,你需要根据自己的目标感、自己人生真正的使命,不断再调整自己的边界,服务人生使命。

这就是从防御到边界,再到目标的成长进

129.

"社恐人"的两个隐性思维:

1. 自恋:我所说的、所做的非常关键和重要,对这个世界和他人有很大的影响,别人都会关注我,所以我不能随便说话。

2. 犯错即毁灭:如果我说错话或做错事,那就完了,我的人生会被彻底毁灭。

130.

在人际关系中，人总是担心犯错。

注重人际关系里细节的妥帖完善，保证面面俱到，不说错话，不做错事，就容易耗费能量在细枝末节上，忽略自己个性的发展或者核心能力的提炼。

没有个性，关系里的细节完善甚至会给人带来"假"与"虚"的体验感。时间久了，那些没有价值的"好"也容易被厌弃。如果个性真实、价值足够，能够满足需求，那么细节上的不到位、小脾气和小缺点，反而会显得更具"真性情"。

做人，不必追求"好"（好人）和"全"（全面），而是要追求"真"自我、"实"价值。即使有短板和缺陷，也无妨碍。

与其战战兢兢地担心自己犯错,不如大大方方地活出生命力,满足人们的需求,发展自我,创造价值。

131.

很多人没有过上自己满意的人生,原因是他们并不真正想让自己满意。他们想让父母满意、让职场满意、让伴侣满意、让身边的人满意,甚至让网友满意。

他(她)的人生如同一场四处奔走的赈灾义演,殊不知自己最后活成了最落魄的人。

先让自己满意,才能爱满自溢。

132.

一个人的脾气、性格、人格特质没有好坏之分,就看用在哪里,如何发挥,是在单线关系里缠绕,还是走向大众群体。

比如爱干仗、对抗,可以跟父母、婆婆、同事斗,也可以成为律师、时事评论员、维权公司的骨干力量。

比如爱做白日梦、爱幻想,可以社恐自闭,也可以成为漫画家、小说家、艺术与科幻创作者。

比如恋爱脑,爱谈恋爱,就多谈几次,狠狠投入,未来可以做一个情感博主。

人生中的任何特点和经历,都是财富,就看你是否能够看见,并且是否会转化。

能量可以用来创造,如果不去创造,就会被消耗。

133.

有一类人不用主动提供情绪价值,他什么都不用做,他的存在本身就是情绪价值。他自带一种情绪场域,让周围变得松弛妥帖。他眼里有别人,却又不越界。他不刻意提供什么,只是让气场转化为气氛,让气氛中的能量感染身边的人。

134.

职场心态分为两种:"往上走"和"往外撤"。

往上走,需要对职场规则有深入而全面的了解,看清楚自己的位置和企业各部门的局势,一心为晋升做准备和铺垫,争取做到管理岗;

往外撤,需要目标明确,利益考量,积累经验,拣装备,做副业,铺后路,及时外撤,时机成熟就离开,自己干;

这两类人最后都会比较舒服,一个拥有权力,一个拥有自由。

最不舒服的就是进入职场还是"学生思维"的人,认为自己只要努力就会被老师表扬,就会过得好,也没花心思为自己的个人发展和后路铺陈。

最终,要职位没职位,要副业没副业,卡在中间,左右为难,别别扭扭,怨声载道。

在职场,记住,不要把命运交给别人,不要等待被谁认可,早点看清局势,亲自布局。

135.

命运是注定的吗?

每个生命,造物主确实都已写好了剧本的走向,只是分很多不同的版本,就看这个生命选择且活出了具体哪个剧情、哪个版本。

也就是说,命运的框架已确定,但内容的丰富与完善需要人的主动性。

如果不确定自己选的版本怎样,记得去做喜欢的事,跟滋养、支持自己生命力发展的人在一起,这是一条绳索,沿着往上,就能找到生命潜能发挥的高级版本。

所以,命运是既定的,又是未定的。既定的部分我们无能为力,未定的部分则需要我们全情投入并积极参与。

136.

用"我试试""挺好玩"这样的语言习惯,代替"能成功吗?""有结果吗?"。

137.

安全感不是"我拥有了什么",而是"我能创造什么"。

占有型安全感和创造型安全感的区别在于,占有型安全感需要财富的积累和增长;而创造型安全感则意味着自己就是移动的财富。无论走到哪里,只要自己启动能量去行动、去思考、去结交关系、去参与合作,财富和机会就会随之而来,从不短缺。

对于需要占有型安全感的人来说,钱是一种奔赴、一种追求;

而对于需要创造型安全感的人来说,钱是自我存在和表达的伴随与衍生。

138.

总觉得有人害自己,这是人生最大的误会。大家只是在抢果子的路上,不小心挤了你一下而已。

其实没有人针对你,只是人人追求欲望满足,在争抢利益的路上,容易发生推挤摩擦。

虽然并不舒服,但你需要理解其中的本质。

139.

人生高能量秘诀是：不猜测别人在想什么，做自己想做的、能做的以及与自己目标和意愿相关的事情。

放过对别人想法的研究，因为对方可能都不清楚自己在想什么。

既然这是一个无解的题目，就不要去解，而是去做对自己有效的事。

140.

足够专注和聚焦,把人类社会分工中的某个细分领域打磨到专业精进的水准,其余的事情不执着、不较劲,也不强求自律。

事事自律,等于无事能成,这不科学,也不符合人性。

141.

真正要强的人,反而不显得强;

强迫自己向外界呈现某种状态的人,是弱者;

不勉强自己,才是真正的强大。

142.

什么是创造：我要让这个世界变得不一样。

什么是消耗：我要让某个人按照我的意愿行事。

143.

人的最大财富是过往的经历,最珍贵的资产是当下的体验。说自己穷的人,意味着随意地抛弃了人生的经历,忽视了生命中的每一天。

144.

如果你觉得身边有很多"坏人、小人、功利的人",很可能,是你对别人的欲望面并不接纳,并不愿意面对"生命需要追求自我满足"这一世界运作的真相。

你希望身边都是"好人、高人、道德完善的人",这表明你只想活在一个由高标准道德感维系的"假想世界"中。

真相世界,即每个人都想要生命各个阶段的需求得以满足,并为此而追求。在这个世界里,你会发现没有什么确定的承诺与保证、安稳与庇护,你必须学会在这个变化的欲望洪流的运动趋势里生存、学习、工作、赚钱、投资、尝试、碰撞、等待、蛰伏、适应,既满足自己,也满足他人。

运动、变化、无常，才是这个世界的真相。而恒常的，是不灭的欲望——每个人都希望在有限的生命里，过得更好一些。

欲望，才是这个世界生生不息的动能之源。

145.

做一件事,如果能带来钱和钱以外的正反馈,这个正反馈才是持续发展、不断产生复利的奥秘,长期主义,光靠钱的动力不够,需要这个正反馈。

146.

工作是微不足道地参与社会分工。

闲暇则是让自己将全部的生命舒展开来。

147.

能量充足、行动力强、做事顺遂的人，并不是因为他们天赋异禀，而是因为他们不纠结，对自己不苛刻，凡事从心出发，顺心去做，并且有自己的节奏。

一天什么都干不了，动不动就说自己很累、很内耗的人，并不是因为他们天生能量低，而是因为他们内心有着很苛刻的声音，不停地在挑剔、催促、监督和审判。他们几乎每天都要"揍"自己一顿，骂自己几次才罢休。

能量的本质很简单，就是自洽与接纳，对自己的允许，忠于感受，大胆去活。

148.

越是没有怎么做过事的人,越想一做事就做出多大的效果,而这个心态往往让他们很难耐受挫折,出现小小的负反馈可能就放弃了。

越是有过成事经验的人,越明白做事的规律和其中的波折,能够耐受很多无反馈或负反馈,平稳过渡。这种能力也使他们成事的概率更高。

人与人之间的差距就是这样逐渐拉大的。

149.

人这辈子先要靠一件事安身立命，获得自信和资本。在一件事情上获得内在力量的支撑之后，再进入关系，你会发现自己与人相处时更能理解别人的需求，也会更有安全感。在关系动荡变化的时候，也更容易找到平衡并加以改善。

做事给人实在的自信，关系让人明心见性。不要只走一条路径，否则事情和关系都难以经营稳妥。

做事要专业极致，待人需和煦温良。反过来，就是做事和稀泥，待人走极端。

150.

怎样成为不怕失败、勇于尝试的人?

我们先做个对比:

1. 害怕失败,所以想准备好了再去做,但一直没有练习机会,也不知道准备好没有,所以一直没敢做,于是更少经验,成功概率更低,更加怀疑自己,更加害怕失败。

2. 不怕失败,像玩一样开始,稍微准备一下就去尝试,把练习和准备等同起来。练习得多了,成功概率提升,成功经验积累得多了,更有底气,更不怕失败。

做事如同登场,1 和 2 最大的区别是,1 想要一登场就成功,无法承受失败;2 则把登场本身当作练习,认为失败是一种体验,多练习、多体验,直到提升成功概率。

胆子大,脸皮厚,机会就多。

1 把众人的嘴当作审判和刀子,害怕被评判,害怕被"刀子"扎;2 则把众人的嘴当作毛毛细雨,把细雨微风当作一场游乐玩耍。

对成功和失败不再对立二分,而是看作量变和质变的关系。把众人的眼光和评价当作肥皂泡,一戳就破,没有实质意义。

你很重要,你的尝试很重要,你的体验很重要,你的成长和进步很重要。

151.

在事业和爱好中能获得乐趣、意义和成就感的人,在关系中会更松弛一些,能够轻松给予对方正向能量,让人感到放松,想靠近;反面则是个人无追求、无爱好,对关系和伴侣的要求和期待过高,导致让人感觉窒息,想逃离。

静下心,行动、做事、发展、成长、获得能量,让能量在关系中流动。这种流动,就是爱。

152.

对自己要求高的人,最容易躺平。很多人做事行动处于两极状态:

1. 要么什么都不想做,完全躺平;

2. 要么做了就要成功,证明自己可以。

没有中间地带,不能循序渐进,不允许犯错。

为什么会有这种心理呢?因为他们早年一直被敦促和要求,一直被催促快一点儿,一直被要求结果和成绩,如果做不到就会被批评或者否定。所以,他们对自己要求高且急迫,无法体会慢慢成长和微小进步带来的快乐,只能盯着结果。

这是一种"做事要有结果，否则就是自己不行"的工具化与功利化要求，不讲究科学规律，不顺应自然进程。

可以对自己温柔地说："试一下，做一点儿，慢慢来，不着急，不成功也可以，你有成长就好。"让这个温柔的声音替换掉那些苛刻的评判声音。

童年时得不到这样的陪伴与鼓励，长大后要自己给自己。

153.

减少内耗最好的方法,就是集中注意力去做一件明显对你人生有益的事情,比如运动、阅读、做家务、学习一个未来用得上的技能。这些是让自己趋向健康、睿智、整洁、有价值的事情。

不是持续反刍过去的某个片段、别人的一个眼神或一句话,放大自己的低落情绪和负面感受,不停捶打自己的内心,直到疲惫不堪。

请停下来,去做事,去学习,去执行,把心放在让你成长起来的具体行动中。

154.

为什么做事无法专注,没有耐心和毅力?这与每个人的能量高低有关。

高能量的人,他的心像密度高的球体,可以沉下去连接事物、投入事情,享受过程,徜徉其中,不知不觉坚持很久;

能量低的人,心就像低密度的球在水面沉浮,做事做不了多久心就跑出去,在意外界、关注他人、担心结果,心思无法聚焦,最后虎头蛇尾。

高能量是一种很容易"沉浸式链接"的体质,而低能量则比较涣散,只能在表面打转。

155.

很多人的人际关系卡点在于，要么冷漠、戒备、猜忌，对人群避而远之，厌世而将自己隔离；要么信任一个人就100%敞开，把自己完全交付。

这样是无法达成多链接关系和社会合作的，只能让自己沉溺于单线关系中，在期待与失望之间反复摇摆。

其实，我们可以取一个中间值，选择性地去拥抱更多关系，在社会中发展自身。遇见亲密关系时，也不需要完全托付，而是知悉人性的底色，边走边爱。

黑白之间的颜色，才是人生的常态。

程。也是从情绪容易被激活,到情绪平稳,再到情绪流动,甚至可以自主调动情绪、为人生服务的进程。

184.

减少对他人的亏欠心和愧疚感,应该及时地直面、尊重并善待自己。

一个事实是:除了儿童和未成年人,每个人都应对自己的人生负责,而不是将压力和痛苦情绪转嫁给别人。

你不必承担那么多。

185.

你早已不是过去的你了,你已经改变了很多次。你本就是一个崭新的人,只是你的回忆、执念和情绪被锁在过去的某个事件里,没有被看见、释放和满足。这导致你成为一个"旧人",困在过去的某个囚室里,无法活在当下,也看不清楚未来。

生命一直带着我们向前,不愿向前的人是困在过去,抓着一些缺憾和伤痛,不肯放手,不愿罢休。

生命一直想带我们向前,只要你清理情绪,卸下执念,松开双手,打开自我。

186.

人不会自我整合,指的是面对负面情绪时仍需要发泄、回应、寻求答案或解决方法,而不是沉溺于负面情绪中去发现自己的内在缺失和空洞,不会自我修复和成长。

学会整合,即明白一个道理:自己的痛苦完全是自己的事,与他人无关。面对、分析、理解自己的痛苦本质,就是整合、成长、升阶。

187.

"真"的前提,不是对别人真诚,而是接受自己的真实。

是全然地看见、允许、尊重,适当地释放、表达,满足自己的情绪、感受、欲望。

如果暂时无法找到合适的表达出口,也至少要做到"全然"二字:看见、理解、安抚自己。

这是做一个"真的人""真自我"的开始。真实是对生命、对自我最基本且最深沉的关爱。

188.

人生中未释放的情绪、未完成的遗憾、没有好好把话说清楚就戛然而止的关系,都不会随着时间的流逝而消失,只会被埋藏在意识深处,成为夜深人静时骚扰思绪的劫匪或幽灵,让人不得安宁、无法清爽。人们背负着心事向前生活,却始终没有真正走出过去。

不得不承认,人的情绪和情感无法跳过或跨越,它们需要被表达、释放、满足、完成,然后才会结束,哪怕只是一个简单的结束仪式。

189.

一个容易让你情绪起伏的人,是因为对方身上有某种牵动你、吸引你、引起你关注的特质。这个特质也许是你渴望但还没有拥有的,要么是你已具备但你拒绝承认的。

总之,有这么一个人出现,有关于他的情绪出现,就是你贴近、看见自己内在的绝佳契机。不要耗在他身上,而是走进内心隐秘的角落,问自己要什么,或者洞见真正的自己是怎样的。

190.

自我反思,是指觉察自己的语言、行为、情绪中暴露的不舒服背后的本质原因,进入自己底层认知系统去修复、更新。

过程要冷静、清晰,像个外科医生有条不紊地给自己内心做手术,然后包扎、敷药,等待血肉新生、能量复苏。

整个过程没有任何一丝自我攻击、责备、审判。很多人自我反思时,容易陷入骂自己不行的状态里,没有培养出抽离能力,没有发展出旁观的视角和客观精神。

待自己要很温柔,也可以很中立,手起刀落,完成手术。

191.

如果能找个机会细细捋一遍前半生,你有可能会发现,除了人物、关系、地点、事件、背景不同,你在其中从始至终的情绪波动——开始的亢奋与期待,中间的拉扯摇曳,最后的幻灭与绝望——可能是完全一样的轮转,即轮回、流转。

找到旧情绪轮转,看见旧动力模式,找到卡点,深入进去,自我勘破,生命质量才有本质的跃升。否则,只是换一个背景布,换一批演员,然后演出同样的故事,重复又重复。

在人生的循环播放里,有生之年,能换一首不同的背景音乐,换一种心情,体验一下焕然一新的感觉,也不错。

192.

情绪不好的时候怎么办?

试着在心里内化出一个温柔的大姐姐,在情绪发生的时候问自己:

"这个情绪是什么呢?"

"能不能说出这种感受?"

"试着跟这个状态在一起。"

"这个情绪有没有让你想起小时候某些事?"

"当看见小时候的自己,有什么感觉?"

"你是否想对那个自己说点什么?"

顺着这个声音,完成"指认情绪、停留回忆、联结安抚"三个步骤。经由情绪再次完成一次自我疗愈、认知修复、能量整合。

193.

如何通过负面情绪整合能量?

现实生活中发生的每一件事都会引发你的情绪。这些情绪背后都有一个根本性的创伤源头。

而源头一般来自童年早期的某个经历,这个经历给你的神经记忆留下了一种刻板信念:这个会让我毁灭,这个会让我被抛弃,这个会让我遭受巨大的痛苦。当下发生的每一件事,都是我们童年某种创伤被刺激后的复演。

我们找到这个童年创伤后怎么办呢?进入情境,进入故事画面,跟那个内在小孩对话,不断安抚,帮助他疏通他的痛苦,帮助他疏通情绪的堵塞:不要怕,你现在长大了,安全了,你正在被爱、被保护着。

等童年的你那边情绪疏通了,成年的你也就疏通了。人就能把这种情绪转化为一种能量的流动,你的人格就会变得越来越完善、坚韧、清醒,能够分得清事实和情绪、当下和童年。

你有一个稳定的自我带领着内在小孩,遇到任何问题和烦恼,都不再害怕,并能够通过这种方式整合能量。

不要怕,分析情绪、进入情绪、安抚创伤、打通能量、重生、复苏。

绽放

爱自己

无限的耐心是世间最高级的爱

194.

"爱与自由"有多远?其实不远,把握三个原则:

1. 掌握一技之长,好好照顾身心;

2. 消耗自己的人,保持距离,尽量远离;

3. 滋养自己的人,互相支持,保持成长。

195.

一个人可以真实地做自己,还能被人喜欢,拥有不错的人际关系,同时不费力地赚钱谋生,安顿好肉身。这真的是活着时最幸运且幸福的事情之一。

196.

日常生活中如何自我疗愈？边生活，边体验，边觉察。

烦恼痛苦的时候，找个时间和空间，打开内心伤痕的褶皱，进入每种情绪的深处，温柔地照见，细细地安抚，用泪水和目光滋润，耐心地陪伴，直到旧伤痕有了复苏的力量，心不再蜷缩紧张，舒展开来，放松下来。

197.

极致温柔,无限耐心——世间最高级的爱,你可以如此给自己。

198.

爱自己的几个瞬间：

累的时候，就安排休息；

做错了，跟自己说没关系；

如果别人失望，那就让他们失望。

199.

爱自己的三个原则:

尊重自己身心需求的合理性;

承认自己价值的天然性;

在外无法避免被别人评判与比较,但绝不这样自我对待,不比较、不评判、不责备自己,允许犯错,允许慢慢来,允许自己的表现没有达成外界预期,可以体验过程,享受生命。

200.

一个人底层逻辑不清晰的时候，学再多心理学也照样容易在概念上打转，越转越糊涂。什么是最基本的底层逻辑呢？

第一，父母只是生育你的人，在血缘、伦理和道德层面，你需要尊敬和赡养他们，但在人格意志、人生选择方面，你有充分的自由，你可以为你的人生做选择，并且适当地拒绝他们，并不为此感到愧疚。

第二，爱情和婚姻是两个人平等的结合，互相尊重和共同合作，但不是终身保险，没有任何关系能负责你人生的个人议题和诸多身心需求。婚恋只能提供一部分需求满足，或者只做到一两点，其余得你自己来。

第三，经济独立，一个人有基本的生存技能和收入来源，是很多关系清爽、人生幸福的基本点。

201.

黑暗能量指的是一个人在受到伤害后，被恐惧激发的斗志和成就欲，想要摆脱困境，去往更安全的地方的能量。黑暗能量渴望更多安全感和可支配资源；

爱与自由能量指一个人被好好爱着，安全感充足，在平静松弛的状态中，在自我的探索和思考中，生出的意愿和热爱。爱与自由能量渴望更多自由和创造力。

人生会有某一个阶段，这两种能量中的其中之一会占据支配地位。有些人可以调整；有些人没有这种能力，往往已经很安全了却还在动用黑暗能量逼迫自己。有些阶段需要人的爆发力和应变能力，仅凭爱与自由的能量可能就做不到。

人需要学会自如切换能量模式，适应不同阶段的发展需求。

202.

人一出生就面对离别，告别了子宫，开始了颠沛流离的一生。

人一辈子就是"找妈之路"。"妈"可以是任何象征，比如买到房子、财务自由、找到对象、考上编制，但凡"只要……，我就好了"，就是找到象征意义的"妈"。

离开子宫，不断在人世追求安全感和归属感，人有时候会认为自己安定了，实际上，在经历短暂的满足后，又会幻灭，奔赴下一个"找妈"之旅。

实际上，人生并没有"就好了"这一说，只有"渴望、寻觅、等待、暂时满足、再次渴望"的循环。

离别和漂泊才是生命的真相，而安定和满足只是生命的小小奖赏。

203.

人的心里住着两个小伙伴：一个小伙伴喜欢奋进、拓展、取得成就和实现目标；另一个小伙伴则喜欢懒洋洋地活着，与世无争。

只跟第一个小伙伴玩，时间久了，会疲劳；只跟第二个小伙伴玩，时间久了，会无聊。

人生的幸福感，就是调节与这两个小伙伴的关系，在奋斗和闲暇之间，呼吸自由，切换自如，知道什么时候该发力，什么时候能躺平，既不累到自己，也不陷入虚空。

这种调节能力，就是过好人生的艺术。

204.

"财富自由"是一种诱饵,就像"找个好男人就能幸福"一样,都是一种遥远的遐想。人为此甘愿日复一日地忍受,放弃当下的内心舒适和精神自主,围绕这个诱饵而活。

"心灵自由"不是诱饵,而是当下即刻的觉察和改变,是如何思考、如何选择、过何种生活、消费什么、与谁互动、探索意义,以及如何度过每一天。

你的自由,一直都在你手中。

205.

人如何在烦恼中觉悟和成长？

佛教把烦恼比喻为"缠"，一种缠绕捆绑的感觉，走出烦恼比作"出缠"，即自由解脱感。

"出缠"不是通过用力挣脱，那会越来越累，这就是为什么很多人想通过"正能量"走出"负能量"，但收效甚微，或者暂时摆脱，但很快又被缠绕。

"出缠"，要找到烦恼和负能量的本源，像找到缠绕的线头，也就是一个人最底层和核心的认知信念，以及形成这种认知的早年情境，解开回忆，还原叙事，释放情绪，改写认知，重建对自己和世界的理解。

很多人有太多遗忘、防御、回避，或者怯懦，不去找线头，就在缠绕里反复折腾，回不到源头。

人生，就是一个婴儿出生时开始被缠绕，成年后主动找源头去解，直到中年，自我出缠，清净觉醒，复归赤子之心，带着老人的躯壳和婴儿的心，然后死去的过程。

206.

身份认同即囚笼:

你认同了哪个身份,你就被困在哪个囚笼;

你认为你是好妻子,婚姻出现变故你就受不了;

你认为你是高管领导,职位出现滑落你就受不了;

你认为你是好儿女,发现父母的阴影面你就受不了。

怎么走出认同的囚笼呢?我有个办法,我最近认为我是毛毛虫。

自我认同,即"我是谁"。

"我是谁"这个问题，可以更加宽广辽阔，更隶属于自己的身心，更回归生命本然。

毛毛虫这个例子，代表不认同任何社会属性，把自己当作自然和宇宙的孩子。自然，自由，自在。

207.

总是担心别人不喜欢自己、不满意自己,是一种儿童心理。

因为儿童是全方位依赖他人的,如果不被父母和长辈喜欢,可能就没有家长给出关注和资源,甚至可能活不下去。被喜欢,这对儿童来说,是一件最重要的大事。

成年人的生活不再是儿童状况,有手有脚,还能学习,成人需要的是交换合作的机会,生存发展的利益和身心需求的满足。管某个人喜不喜欢、满不满意,自己活得舒服、优渥、自由才是真正必需的。

如果你还整天担心谁是不是对你不满,你可以练习一下拒绝,接受别人对你不满的事实,然后看看后果,是不是真的影响你的生活,还是说只是一种心理的恐惧,以及儿童般的习惯——取悦讨好别人的心理。

喜欢是虚幻的,价值是实在的。讨好某个人,不如看见社会、市场、大众的需求,成为一个有用的人。

208.

独立思考能力比财富自由更重要。

人生很多痛苦来自对自己、对世界、对人生缺乏了解,并不单单是因为缺钱。

当人不愿意做求解求知的工作,把赚钱当作唯一的解决办法,希望借此获得自由时,也可能离自由越来越远。

没钱是在铁制的仓鼠笼子里跑,有钱是换个黄金仓鼠笼子,但依然没走出笼子。要时常问自己:人生追求的是身心自由,还是换高级笼子?

把求知放在第一位,理解世界,理解自己,开始自定义人生,可能更接近自由的本质。

209.

自主选择、自发投入、自我负责,一个人若能做到这三点,会越来越接近自由、快乐和成就感。

自己做不了主,没法选;或者选了,但不乐意,也不投入,还没有为此负责的态度,就会既不自由也不快乐。在这种情况下,人会在别处找心理补偿或者沉迷即刻满足,事后又自责或者执着,继续把麻烦叠加。用八个字形容——"身不由己,泥足深陷"。

这两种人生让我们看到:能自己做主很重要,自己选的才能心甘情愿,才能自律。

"不替别人做主,也别让任何人替自己做主。"

210.

我不是"不婚主义者",我也不是"必婚主义者"。

我是"幸福主义者",服务于我的人生幸福和人生目标。人生幸福靠的是物质和精神资源的富足、意义、价值感和选择权。这是我的追求。

不跟着任何主义跑,做任何选择都有可能,不做选择也有自由,选择皆为"我"服务。

相信这段话的重点和逻辑已经足够清晰。

没有什么"主义"比你更了解自己,做自己价值观的信徒,而不是任何风向的附庸。

211.

知行合一的前提是"你就是你"。

可你现在是你吗？你可能是被父母剥夺自由意志的你，你可能是因缺爱陷入情绪黑洞的你，你可能是被社会意识形态工具化的你。

把自己像洋葱一样多剥几层，一直剥到核心真我，这时候你所有的"知"——念头、想法、意愿——都是来自"你本身"，才有可能自发地行动，带着热情，并自我负责，知行合一才能达成。

做不到知行合一，不是你的错，你还需要时间、决心和勇气，剥落层层外壳，显露出自己的内核。

假我里面有真我。

212.

减肥的第一要务是自我接纳,减少自我攻击。

人不会经常感觉缺乏和空虚,食物摄取量会逐渐稳定在一个平衡的水平。

减肥最根本的是情绪,是自爱。

213.

人生活在不对等的关系里，经常妥协服从或者拉扯争执，就会情绪不顺、气血不畅，会生病或变丑。

这就能解释为什么有些人离职或者离婚以后变好看了，因为之前的职场关系或者婚姻关系中存在权力关系的压制。

人的心灵一旦被上面力量"压"，被周边关系"挤"，被各种规训"扭曲"，就会变得丑陋。当心灵开始真实、舒展、自由，就会变得好看。健康和美是由关系和环境滋养出来的，疾病和丑陋也是如此。

214.

什么会困住女人的人生:

不是原生家庭、社会不公、男人背弃,而是情绪杂乱、目标不明、行动无力。

三个建议:

戒掉侥幸、贪婪、小聪明,不学花拳绣腿、旁门左道;与人合作,而不是依赖;

踏实沉静地学习,至少掌握一门社会分工所需的技能以备不时之需;

保持求知、独立思考,扩充资源,追求身心自由。

215.

你渴望自由吗?

自由的本质是:亲自做出选择,然后为此负责。

所以,自由的前提是:

独立思考,从诸多可能中选择一条自己愿意走的道路;

自我负责,在这条路上自己享受或承担所有后果。

看完这两点你会发现:很多人抱怨没有自由,他们渴望的是一种既不用动脑子也不用负责的自由,这实际上相当于婴儿状态。

真正的自由是勇士的自由,并不是每个人都能理解且配得上。放弃婴儿式的自由,追求勇士般的自由。

216.

"狠人"的修炼方法：100% 内控 + 零内耗 + 极致内观。

什么是 100% 内控？指对自己以外的人没有任何控制、改造、要求，给别人自由和允许，跟自己无关的事不操心、不卷入，只做自己可以做到、对自己有用、跟自己目标相关的事情，持续推进。

零内耗，指的是没有对过去、对别人、对挫折的评判、顾虑、反刍。保持情绪平和、能量稳定，只做有用或悦己的事情。对已经发生的事，思考到经验教训，就放下；别人的观点里汲取有建设性的，其余都无视。

极致内观，指的是对自己每一个起心动念、情绪波动、爱恨指向都予以觉察、关注，分析到人格本源,或者记录后与咨询师探讨,能及时对自己当下的身心状态有敏锐的反应和回应。内在有灵感和创意涌出时,能第一时间捕捉、尝试实践,拓宽人生。

人生如高铁,飒飒如风,一路生花。

217.

自由是一件需要花费许多时间努力积累,长期斗争抗争,甚至与人翻脸无情才有可能拥有的人生顶级奢侈品。

自由绝不是动动嘴皮子就能轻易获得的。

那些后半生越活越自由的人,前半生都在自我磨砺,默默练习飞翔的本领,摔断翅膀后自己愈合;他们曾无数次坚定地拒绝别人,甚至可能远离最亲近的人;他们大多数时候不被大多数人理解,甚至被嘲笑为异类或怪物。

听完这一切,方能真正理解自由的本质。如果仍然想追求自由,请准备好足够的筹码和坚定的意志。

218.

高能量的人有一个特质:能够看到事实的简单骨架,然后直面并解决问题。

这个过程中没有情绪的裹挟、创伤的激活、幻觉的干扰,就是看见、处理,行云流水。其余时间去体验、感受生活的美,又能补充能量,所以平均能量状态高于别人。

低能量的人则相反:看不见事实,还没看清问题本质是什么,恐惧、担忧、焦虑等负面情绪就自动袭来,整个人被情绪淹没,耗能严重,既无力解决问题,也没心情享乐。加上容易自责,因而能量回血慢,长期处于低能量状态。

学会看见事实本身,不代入过度咀嚼和过往回忆。很多情绪的来源主要是这两点,并非当下发生的事件。

事实往往不复杂,行动也不难,难就难在将大脑内的剧情抽离,去"如实看见"。

提升认知,就是让大脑走出情绪,看见事实。

219.

"如果找到爱的人就好了。"假设你现在已经拥有爱情,你会如何安排生活、对待自己?

"如果财富自由就好了。"假设财富自由后,除了消费,你会发自内心去做什么事情?

"如果我原生家庭幸福就好了。"假设你有一个幸福的童年,你会如何面对当下和未来?

许多人在期待、懊悔、抱怨,不如先做这些假设:假设自己已经拥有所愿,从醒来到睡觉,你会如何度过一天?如何爱自己?做哪些可以做到的事情?

这种假设的意义在于,我们有许多无法改变或无法立即实现的事情,但我们依然有很多当下可以调整和实践的部分。

作者：刘晨曦
心理咨询师，作家